DU

LYMPHADÉNOME

PAR

LE Dr J. BROUSSES
MÉDECIN-MAJOR

LE Dr A. GÉRARDIN
MÉDECIN AIDE-MAJOR DE 1re CLASSE

MÉMOIRE COURONNÉ PAR L'ACADÉMIE DE MÉDECINE
(PRIX DAUDET 1884)

PARIS
G. MASSON, ÉDITEUR
LIBRAIRE DE L'ACADÉMIE DE MÉDECINE
120, boulevard Saint-Germain, en face de l'École de Médecine

1886

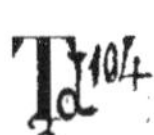

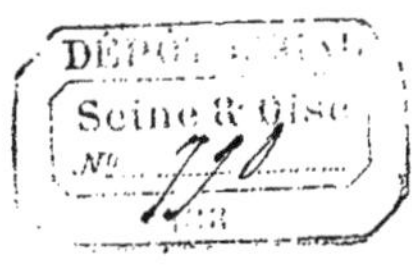

DU

LYMPHADÉNOME

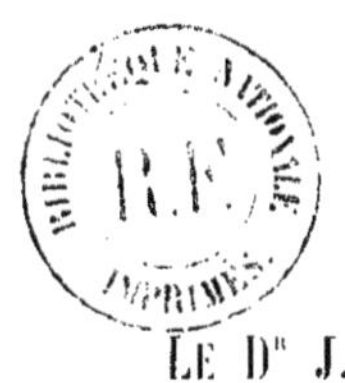

PAR

LE Dr J. BROUSSES
MÉDECIN-MAJOR

LE Dr A. GÉRARDIN
MÉDECIN AIDE-MAJOR DE 1re CLASSE

MÉMOIRE COURONNÉ PAR L'ACADÉMIE DE MÉDECINE
(PRIX DAUDET 1884)

PARIS
G. MASSON, ÉDITEUR
LIBRAIRE DE L'ACADÉMIE DE MÉDECINE
120, boulevard Saint-Germain, en face de l'École de Médecine

1886

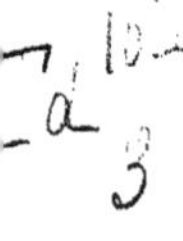

A

MON AMI GÉRARDIN

MORT DU CHOLÉRA AU TONKIN

Lorsqu'en 1884 l'Académie de médecine crut devoir demander aux travailleurs modestes, pour lesquelles le suprême honneur est de compter au nombre de ses lauréats, de vouloir contribuer à éclairer par une étude sur le Lymphadénome, un chapitre jusqu'alors incomplet de la pathologie du système lymphatique, nous avons accepté la lutte, mais, soupçonnant la difficulté de la tâche, nous avons cru devoir associer nos efforts. Pour mon compte je savais quels secours je pourrais tirer de ton esprit si fin, de ton jugement si sûr et surtout de ta ténacité au travail, laquelle grandissait à mesure que grandissait l'obstacle. Nos études préliminaires sur le sujet nous eurent bientôt démontré que son obscurité provenait surtout de la multiplicité des opinions émises. Nous eûmes alors, ce que j'oserai appeler la sagesse. de ne point vouloir compliquer l'état des choses en faisant servir nos recherches à formuler une opinion nous appartenant. Nous avons désiré laissé parler les faits et non les hommes. Cet effacement nous a mérité, de la part de M. le Rapporteur de l'Académie pour le prix Daudet, un reproche qui, bien que formulé en termes fort aimables. nous a été d'autant plus sensible que c'était pour ainsi dire avec préméditation que nous nous étions créé un rôle secondaire, plus désireux de faire jaillir la vérité et la lumière que de satisfaire un amour propre d'auteurs.

L'épigraphe sous la protection de laquelle nous avions placé notre manuscrit en est la preuve.

Nos longues et complètes études bibliographiques, toutes entières consacrées à la pathologie ganglionnaire, nous laissèrent espérer pouvoir un jour les utiliser à faire plus grand et à attacher ainsi les noms de l'un et de l'autre à une étude complète de la pathologie du système lymphatique.

La mort qui t'a ravi à mon affection, me laisse seul en face d'une ébauche à laquelle, privé de ta savante collaboration, j'hésite à remettre la main. Certes, si au lieu de dormir pour toujours sous les maigres saules qui ombragent ta tombe dans le triste cimetière d'Haï-Phong tu étais là, m'enfièvrant de ton enthousiasme pour tout ce qui semblait une œuvre difficile et pénible, je n'en serais pas à craindre de ne pouvoir réaliser notre rêve. En attendant, je n'ai pas cru pouvoir me permettre d'encadrer ce travail dans celui qui plus tard pourrait, lui faisant suite, n'émaner que de moi seul. Je le livre tel que nous l'avons fait ensemble sans y rien ajouter ni retrancher. Accepte-le comme un hommage rendu à ta mémoire par le Meilleur de tes amis,

Dr J. BROUSSES.

DU LYMPHADÉNOME

> « Nulla autem alia est pro certo noscendi via,
> « nisi quam plurimas et morborum, et dissec-
> « tionum historias collectas habere et inter se
> « comparare. »
>
> (Morgagni, *De sed. et caus. morb.*, lib. IV, Procemium.)

INTRODUCTION

Si on juge de l'importance d'une question en pathologie par le nombre des publications qu'elle suscite, le lymphadénome peut être considéré à juste titre comme occupant une des premières places dans la science. En effet, depuis le commencement de ce siècle, mais surtout depuis vingt ans, les documents se sont accumulés en si grand nombre, que l'on demeure étonné qu'il puisse subsister encore dans cette question quelques points sur lesquels la lumière ne soit pas faite. Mais si l'on pénètre plus avant, on ne tarde pas à s'apercevoir que cette abondance même de matériaux est une des causes de l'obscurité elle-même et que les divisions, les subdivisions, le nombre infini de variétés décrites, la variété même des organes atteints, les complications qui surviennent et qui donnent à la maladie une forme spéciale, tout concourt à augmenter cette obscurité.

Nous nous sommes efforcé dans ce mémoire d'apporter quelque clarté et quelque méthode dans la classification des travaux souvent incomplets, parfois confus, publiés jusqu'à nos jours; nous avons demandé à l'histoire, à l'anatomie pathologique, à la clinique, les renseignements qu'elle pouvait nous fournir; l'examen attentif de deux cents cas de lymphadénomes, accompagnés pour la plupart de recherches histologiques nous a permis de tracer du lymphadénome, sinon un tableau complet, tout au moins une esquisse, aussi exacte que le comporte l'état actuel de la science Certes, nous ne pensons pas dire le dernier mot sur une question toujours ouverte, et que les progrès incessants de l'anatomie pathologique renouvellent et transforment continuellement; nous espérons toutefois, et c'est là notre seule ambition, avoir fait une œuvre utile en synthétisant dans ces quelques pages les données scientifiques sur lesquelles doit s'appuyer le chirurgien pour asseoir son diagnostic, établir son pronostic, et choisir, en toute connaissance de cause, la méthode curative la mieux appropriée au cas clinique qu'il observe. Dans une maladie dont les conséquences sont si graves, il n'est pas indifférent de suivre en simple spectateur jusqu'à leur dénouement final les tristes symptômes de cette déchéance organique ou au contraire d'intervenir hardiment. Or si l'intervention a dans bien des circonstances hâté la terminaison funeste de la maladie, elle a cependant pour se justifier des tentatives couronnées de succès. Nous avons cherché à diminuer, autant que faire se peut, cette incertitude en nous appuyant sur la pratique des plus grands maîtres; le lecteur jugera si nous y sommes parvenus.

Ce travail est divisé en quatre parties :

La première partie est consacrée à l'histoire du lymphadénome : On y trouvera décrites les différentes phases par lesquelles a passé ce chapitre de la pathologie jusqu'à nos jours.

Dans la seconde partie, le lymphadénome est étudié au point de vue de l'anatomie pathologique. Dans cette partie nous avons essayé de déterminer la place du lymphadénome par rapport aux autres tumeurs qui affectent le système lymphatique, de donner la description des différentes variétés de lymphadénomes, et des dégénérescences dont ils sont le siège, de préciser les caractères qui l'unissent au sarcome lymphatique et à la tuberculose, et ceux qui le différencient de ces affections.

La troisième partie est consacrée à la description clinique du lymphadénome ou mieux de la lymphadénose au point de vue de l'étiologie, de la symptomatologie, du traitement, du diagnostic et du pronostic.

Enfin la quatrième et dernière partie renferme les indications bibliographiques qui ont servi à notre rédaction.

Nous avons rejeté les indications bibliographiques à la fin de ce mémoire, mais comme ces dernières sont classées par ordre alphabétique, les recherches sont faciles. D'ailleurs chaque nom d'auteur est accompagné dans le texte de la date du travail auquel il est fait allusion.

Mais avant d'entrer en matière, qu'il nous soit permis de réclamer l'indulgence en rappelant cette phrase du professeur Bouillaud : « Cet ouvrage est un de ceux qu'on n'exécute qu'au milieu des travaux les plus fatigants et les plus fastidieux : il faut voir et revoir les faits particuliers, les compter et les recompter, les analyser, les rapprocher, les superposer, les comparer sous une foule de rapports, les retourner dans tous les sens, les considérer en un mot sous toutes leurs faces. Or lorsque l'attention est ainsi sérieusement absorbée par le fond même d'un ouvrage, la forme doit nécessairement en souffrir. » J. Bouillaud, *Trait. clin. des mal. du cœur*. Préf. de la 1re édition. (2e édit. Paris, 1841.)

CHAPITRE PREMIER

HISTORIQUE.

Division en quatre périodes. — Les anciens paraissent avoir ignoré l'existence du système lymphatique, il est cependant facile de trouver, dans leur littérature, des observations qui, sans aucun doute, peuvent être rapportées à la pathologie de ce système. C'est ainsi, par exemple, que les engorgements ganglionnaires de la région du cou ont été décrits sous le nom de χοιράδες, chœrades, traduit par les commentateurs par le mot de *strumes* et, avec l'école de Salerne, par celui de scrofules. Paul d'Egine aurait même observé, au dire de Virchow, que ces *scrofules* qui existent au cou, et le déforment d'une façon si caractéristique, peuvent se rencontrer aux épaules et aux aines, et les aurait considérées comme des ganglions durcis. Mais ce ne sont là qu'indications vagues et de peu d'intérêt.

Il faut arriver jusqu'au XVIIe siècle, pour voir se fonder la pathologie du système lymphatique. Après les si remarquables découvertes anatomiques d'Aselli (1622), de Pecquet (1649), de Vesling (1649), d'O. Rudbeck (1651), de Bartholini (1652), mais surtout après les travaux de Mascagni (1784) et de Hunter (1786), l'attention des médecins se trouvait naturellement attirée sur un point jusqu'alors inconnu de la science.

Mais les observations, dans le domaine de la pathologie, devaient fatalement se ressentir des obscurités de l'anatomie; les faits dans cette période devaient se mêler à des hypothèses hâtives; le temps, dans sa marche rapide, n'a pas tardé à détruire les hypothèses et à faire justice de ces faits insuffisamment observés.

Aussi, de cette période (XVIIe et XVIIIe siècle) reste-t-il peu de chose, au point de vue de la pathologie du système lymphatique.

Au contraire, avec le XIXe siècle, s'ouvre une ère féconde qu'inaugurent les recherches d'Alard (1824), d'Andral (1824), de Velpeau (1836), recherches qui furent bientôt suivies d'un grand nombre d'autres, lorsque le microscope, après avoir révélé la structure du système lymphatique, fut appelé à apporter son précieux concours aux observations de la clinique.

C'est ainsi que les lésions produites par l'inflammation aiguë ou chronique, que diverses altérations, en particulier celles qu'engendrent la syphilis, la scrofule, la tuberculose ont été bien étudiées. C'est ainsi également que certaines affections jusqu'alors indéterminées ont pris place dans le cadre nosologique, tels : l'éléphantiasis des Arabes (Duchassaing, 1864), l'érysipèle (Cuire, 1864), la sclérodermie (Virchow, Teichmann, cités par Rasmussen, in *Arch. gén. de méd.*, octobre 1868, p. 446.)

L'histoire du lymphadénome commence avec les premiers travaux entrepris au commencement de ce siècle, pour démêler le chaos des maladies du système lymphatique, désignées jusqu'alors par les termes vagues d'engorgement, d'induration, de tuméfaction : on peut, pour la facilité de l'exposition, la diviser en quatre périodes principales.

Première période. — Dans une première période, les auteurs décrivent, sans pouvoir la dénommer, une affection caractérisée tantôt par une tuméfaction de la rate et du foie, tantôt par une hypertrophie de tout ou partie du système ganglionnaire, entraînant une cachexie spéciale. Parfois, l'une de ces lésions anatomiques s'accompagne d'une altération particulière du sang. Cette altération du sang, lorsqu'elle est recherchée et reconnue, est supposée tenir à la présence de matière purulente.

Deuxième période. — Dans la deuxième période qu'inaugure la découverte de Virchow (1845), il est démontré que l'altération anatomique du sang est le fait de la présence, non de globules de pus, mais d'éléments incolores, *leucocytes*, *corpuscules lymphatiques*. La coïncidence de cette altération du sang, tantôt avec une augmentation de volume de la rate et du foie, tantôt avec une hypertrophie plus ou moins généralisée des ganglions lymphatiques, fait donner à la maladie le nom de *leucémie* (Virchow, 1847), de *leucocythémie* (Bennett, 1851). La plupart des auteurs admettent, avec Virchow, deux formes : la leucémie lymphatique et la leucémie splénique, suivant que la dyscrasie sanguine est consécutive à une affection ganglionnaire ou à une affection splénique.

Troisième période. — Dans la troisième période, les hypertrophies lymphatiques sont étudiées histologiquement et cliniquement. La clinique introduit une nouvelle distinction, et sépare les cas où l'hypertrophie de tout ou partie du système lymphatique coïncide avec une altération leucocythémique du sang, des cas où des hypertrophies lymphatiques analogues ne retentissent pas sur la constitution du liquide nourricier. D'ailleurs la découverte histologique de Hiss (1860), les recherches de Frey, qui étendaient considérablement le domaine du système lymphatique, en démontrant l'existence d'un tissu analogue à celui des ganglions (*tissu adénoïde*), non seulement dans les follicules clos et dans tous les organes appelés autrefois glandes sanguines, mais encore dans la profondeur même du derme des muqueuses et de la peau, permettent de mieux interpréter les faits de généralisation de la maladie aux régions les plus diverses : capsules de Malpighi, follicules clos disséminés de l'intestin, foie, reins, poumons et même système osseux. On donne le nom d'*hypertrophie ganglionnaire généralisée* (Bonfils), d'*anémie lymphatique* (J. Wilks), de *pseudo-leucémie* (Wunderlich), d'*adénie* (Trousseau), à une affection caractérisée par le développement des glandes lymphatiques, avec production de tumeurs lymphatiques dans les viscères, sans leucocythémie. Les tumeurs ou néoformations lymphatiques reçoivent le nom de lymphômes (Virchow), lymphadénomes (Vunderlich, Wagner, Potain, Ranvier).

Quatrième période. — Pendant la quatrième période, on admet la parenté de la leucocythémie et de l'adénie, et tous ces faits sont réunis dans un même groupe comme ayant une commune origine; ainsi se trouvent constituées la diathèse lymphogène (Jaccoud et Labadie-Lagrave), la lymphadénie (Ranvier, Prez-Crassier). D'autre part, l'anatomie pathologique montre les rapports qui existent entre les hypertrophies simples généralisées des ganglions lymphatiques, et d'autres tumeurs qui s'en rapprochent beaucoup par leur structure et leur évolution clinique *lymphôme malin* (Winiwarter), *lymphosarcome* (Virchow, Langhans). On cherche à préciser les liens qui unissent les tumeurs lymphadéniques avec les autres tumeurs malignes, c'est-à-dire susceptibles d'une grande généralisation. Et alors se pose une double question, de théorie, ou de classification, de pratique, ou d'intervention. La question théorique reste encore à l'ordre du jour; quant à la question pratique, presque tous les chirurgiens sont d'accord pour conseiller la non-intervention, si ce n'est dans des cas rares, où la localisation de la tumeur lymphadénique, l'absence bien constatée de généralisation, l'état général du malade, permettent d'espérer un résultat satisfaisant.

Il est difficile d'assigner des dates précises à chacune de ces périodes : chaque progrès, chaque pas en avant est préparé par les travaux antérieurs; on peut cependant admettre que :

1° La première période, commençant avec le XIXe siècle, s'arrête en 1847, année où Virchow, interprétant sa première observation de *sang blanc* (*Weisses blut*, 1845), publie son mémoire sur la *leucæmie* (*Leukæmia*);

2° La deuxième période (période de la leucémie ou leucocythémie), de 1847, se termine en 1856 et 1857, par l'apparition presque simultanée des mémoires de Wilks, sur l'*anémie lympha-*

tique, et de Bonfils, sur l'*hypertrophie ganglionnaire sans leucémie;*

3° La troisième période (période de l'adénie), commencée en 1857, se ferme en 1872, avec la discussion de la Société de chirurgie ;

4° La quatrième période (période chirurgicale du lymphadénome), ouverte en 1872, se continue encore de nos jours;

Ces divisions sont arbitraires, car elles ne reposent que sur des vues d'ensemble; elles sont cependant indispensables à établir, lorsqu'il s'agit d'introduire un peu d'ordre et de méthode dans l'exposé d'une question que l'encombrement des faits et des théories a rendue une des plus obscures et des plus difficiles de la pathologie.

PREMIÈRE PÉRIODE (1800-1847).

Au commencement de ce siècle, les dégénérescences secondaires des ganglions lymphatiques étaient bien connues. L'observation de Richerand (1821), relative à une femme atteinte de cancer du sein, et chez laquelle on découvrit à l'autopsie un engorgement considérable de toutes les glandes lymphatiques, avec dégénérescence d'apparence caséeuse, celle d'Andral (1824, obs. IV), dans laquelle on constata également à l'autopsie une dégénérescence partielle ou totale des ganglions du mésentère, du bassin, de l'aine, du poumon, dans un cas de cancer utérin; bien d'autres observations encore, qu'il serait facile de citer, montrent que les affections secondaires des ganglions avaient été bien observées.

Quelques années plus tard, Hodgkin (1832) venait démontrer qu'il existait une affection primitive des glandes lymphatiques, caractérisée par leur gonflement plus ou moins généralisé. Ce gonflement était « la conséquence d'un accroissement général de chaque partie de la glande, plutôt que de la formation d'un tissu nouveau, se développant en elle, ou se substituant à la structure originale de la glande, comme par exemple la matière tuberculeuse. » A l'appui de sa thèse, Hodgkin apportait six observations, dont trois (obs. 2, E. K..., 10 ans; obs. 4, Th. W..., 50 ans; obs. 6, Th. B..., environ 50 ans) sont réellement probantes; il signalait d'ailleurs la coexistence de l'affection ganglionnaire avec la tuméfaction de la rate. Ce mémoire qui, vingt ans plus tard, devait prendre de l'importance, eut, lors de son apparition, un médiocre retentissement, peut-être parce que l'auteur avait réuni des faits peu comparables, et aussi parce qu'à la maladie nouvelle qu'il avait entrevue il n'avait pas donné de nom.

D'autre part, l'examen microscopique du sang avait permis de reconnaître quelques-unes de ses altérations. Bichat (1801) signalait une de ces altérations du sang, qu'il compare à une véritable sanie purulente; Velpeau, quelques années plus tard (1827), publiait l'observation d'un homme de soixante-cinq ans, qui succomba avec tous les symptômes d'une congestion cérébrale, et chez lequel on trouva, après la mort, le foie et la rate considérablement tuméfiés, et le sang tout à fait semblable à de la lie de vin; et Duplay (1834) rapportait l'observation d'une femme de vingt-sept ans, qui succomba dans le service du professeur Rostan, avec l'aspect d'une phthisique. A l'autopsie, on trouva les vaisseaux sanguins sains, mais renfermant en certains points *une matière gris jaunâtre qui est du véritable pus*. Le sang était couleur lie de vin; il y avait des ulcérations du gros intestin au niveau du cœcum, les ganglions mésentériques étaient tuméfiés, mais non suppurés, le foie énorme et dur, la rate volumineuse parsemée de plaques blanches comme nacrées. Dans les commentaires dont il accompagne son observation, Duplay fait ressortir ce fait d'une altération considérable du sang, sans lésions des vaisseaux, pour l'expliquer. Comparant cette observation aux faits déjà connus de résorption purulente, il constate de si grandes différences, qu'il se demande « s'il n'y a pas lieu d'admettre, avec Dehaen, que dans certaines circonstances le pus puisse se former de toutes pièces dans le sang, comme on voit s'y former l'urée à l'état physiologique ».

Ces deux observations, les premières dans lesquelles nous trouvions signalée la coexistence d'une altération du sang avec une lésion de la rate ou des ganglions lymphatiques, restent isolées et n'ont pas d'écho dans la littérature. Velpeau, dans son *Mémoire sur les maladies du système lymphatique* (1835-36), les passe sous silence, et Breschet, dans sa thèse de concours pour le professorat (1836), décrit simplement les dégénérescences des vaisseaux et des ganglions lymphatiques consécutives à la tuberculose, les dégénérescences secondaires cancéreuses ou encéphaloïdes, et la dégénérescence mélanique, cette dernière observée surtout chez le cheval (*Journal de Magendie*, 1821).

Donné, en 1836, recherche les caractères distinctifs du pus, et les moyens de reconnaître ce liquide dans le sang; quelques années plus tard (*Cours de microscopie*, 1844), il décrit une altération du sang caractérisée par la présence de globules blancs, qui ne sont pas des globules de pus, ainsi qu'il l'avait cru tout d'abord, mais ne diffèrent en rien des globules blancs du sang : il admet que cette augmentation du nombre de globules blancs dans le sang tient à un défaut de transformation de ces globules en globules rouges, à une sorte d'arrêt dans l'évolution du sang, dû à certaines lésions profondes de l'économie. « C'est en effet, ajoute-t-il, chez des malades affaiblis, détériorés par « un travail morbide prolongé, qui jette le trouble dans toute l'éco- « nomie, mais surtout dans la nutrition et l'assimilation, que l'on « rencontre ces globules blancs en excès. »

En 1840, Oppolzer et Liehmann rapportent une observation d'hypertrophie de la rate, du foie et des ganglions lymphatiques, avec altération du sang, survenue pendant un état puerpéral. Cette observation rappelée par Virchow (1856) a été rattachée par cet auteur à l'histoire de la leucémie.

Cinq années plus tard (1845), en Angleterre, Craigie publiait l'observation d'un nommé Peter Campbell, âgé de trente ans, qui, après divers épisodes, succomba dans son service le 1er avril 1841. A l'autopsie on trouva une rate volumineuse et dure, le foie gros, les reins parsemés de dépôts blanchâtres de la grosseur d'une tête d'épingle, la surface muqueuse de l'iléon semée de petits corps de la grosseur d'un grain de millet, ressemblant à des follicules isolés hypertrophiés. D'autre part, le sang examiné dans la veine splénique, laquelle était très dilatée, dans la veine cave inférieure, dans les veines mésentériques, dans la veine porte, dans les vaisseaux du poumon, dans le cœur droit et dans les veines du cerveau, avait l'apparence de la lie de vin. Au microscope le Dr Reid y découvrit « de la lymphe et des globules de matière purulente. »

Craigie fait remarquer que l'inspection du sang aurait pu faire croire à une phlébite, mais que, les membranes internes des veines étant saines, cette opinion devait être rejetée. D'ailleurs, comme il ignorait l'existence d'observations comparables à celle qu'il croyait être le premier à avoir recueillie, il attendit une occasion favorable pour la publier.

Sur ces entrefaites, le 18 novembre 1844, un homme, le nommé J. Menteith, se présentait à sa visite avec les mêmes symptômes que P. Campbell, et était aussitôt admis dans le service de Craigie, d'où il ne tardait pas à sortir très amélioré, promettant de revenir s'il tombait plus malade.

« J'étais alors convaincu, écrit Craigie, que cet homme avait dû « mourir chez lui, avec des lésions analogues à celles trouvées chez « Campbell, lorsque le 2 février 1845 il revint, demandant à rentrer. « Comme il portait une lettre de recommandation pour mon ami le « docteur Christison, je l'envoyai immédiatement à la salle de clinique. « Là je le suivis, et je constatai des symptômes si semblables à ceux « qui précédèrent la mort de Campbell, que je pensais bien que les « lésions devaient être les mêmes. »

Cet homme mourut le 15 mars 1845, l'autopsie fut pratiquée par Bennett ; elle fournit des résultats en tous points comparables à ceux des observations de Craigie, Duplay et Velpeau.

C'est cette autopsie et l'observation clinique du Dr Christison, que Bennett publia en 1845 immédiatement après l'observation de Craigie. Comme ses prédécesseurs, il croit que l'altération du sang est produite par des corpuscules de pus, consécutifs à une suppuration du sang (*suppuration of the blood*) et cela par une action analogue à celle que les chimistes ont appelée *zymose* ou fermentation.

Enfin, à la fin de cette même année 1845, un mois après les publications de Craigie et Bennett, Virchow publiait (dans le *Neue Notizen* de Froriep, n° 780) une observation qu'il intitulait sang blanc (*weisses Blut*), dans laquelle l'altération du sang bien étudiée au microscope était différenciée de la suppuration. D'ailleurs il rapprochait ce fait d'un fait analogue découvert à l'autopsie par Rokitanski (1845). L'année suivante (1846), Fuller fait connaître l'observation d'un homme entré à Saint-Georges hospital, le 31 décembre 1845, malade depuis huit mois. Six semaines après le début de sa maladie, apparaissait dans l'hypochondre gauche une petite tumeur dure, non douloureuse. Cette tumeur restait trois mois stationnaire, puis augmentait rapidement : l'état général était mauvais (faiblesse, anorexie, céphalée, vertiges, nausées et vomissements, puis épistaxis fréquentes, diarrhée, etc.). Le malade succomba le 8 janvier 1846. A l'autopsie on trouva une rate énorme, le foie très gros, tous les vaisseaux sanguins dilatés, le sang grumeleux d'une couleur grisâtre. Au microscope, le sang renfermait une grande quantité de globules, granuleux, incolores, que l'auteur s'attache à décrire. Après avoir fait ressortir les particularités de cette observation, après avoir recherché quelles sont la nature de la maladie, quels sont ses rapports avec la malaria, quelles sont la cause et la nature des engorgements locaux, le mode de génération des globules anormaux, il formule son opinion, en disant que la maladie consiste essentiellement dans une perversion des fonctions nutritives, occasionnée par la malaria ou quelque influence analogue.

Dans la même année Vogel (1846) rapporte « un cas de sang blanc » dans lequel le diagnostic avait été fait pendant la vie.

DEUXIÈME PÉRIODE. PÉRIODE DE LA LEUCÉMIE (1846-1857).

La voie était dès lors ouverte ; les observations se multiplient en Allemagne, en Angleterre et en France, et grâce à ce contingent de nouveaux faits, l'histoire d'une entité morbide nouvelle s'édifie presque complètement.

Virchow, dans une première série de travaux qui se continue jusqu'en 1856, analyse et discute les observations publiées par les divers auteurs (1846-47), donne à la maladie le nom de leucémie (1847), et explique l'abondance des globules blancs dans cette maladie par un arrêt de développement des corpuscules rouges. « Dans « l'état normal, dit-il, la plus grande partie des cellules caractéris- « tiques du sang, des cellules rouges qui sont les véhicules de l'hémo- « globine, achève de se former. Dans les conditions anormales, il se « produit un arrêt de développement qui empêche la formation de ces « éléments caractéristiques, mais par contre se trouve favoriser le « développement de cellules simples, indifférentes. Ces dernières « sont appelées cellules incolores du sang, ou cellules lymphatiques « (*Virchow's Arch.*, p. 592-1849). »

Un fait qu'il observe et qu'il publie en 1849, dans lequel une hypertrophie considérable de toutes les glandes lymphatiques, sans tuméfaction de la rate, coïncidait avec l'existence d'une telle quantité de globules blancs dans le sang, que celui-ci dans l'oreillette avait l'apparence de pus (un assistant crut même à l'existence d'un abcès), ce fait, disons-nous, permit tout d'abord à Virchow de tirer cette conclusion que si, dans un cas semblable, une telle quantité de globules blancs avait été impuissante à produire la tuméfaction de la rate, dans le cas de leucémie, où la rate est tuméfiée, cette tuméfaction est indépendante de l'état du sang. L'altération dyscrasique du sang est donc un phénomène secondaire.

Dans les mémoires qu'il publie ultérieurement (1852, 1853, 1856), Virchow confirme ses premiers travaux; on les trouve réunis dans un article inséré dans les *Archives générales de médecine* (1856) et extrait du Recueil de toutes ses œuvres. Il distingue deux formes de la maladie, la *leucémie splénique* et la *leucémie lymphatique,* et au point de vue de la marche, deux variétés. Dans la première, *forme fébrile*, le malade va s'affaiblissant de plus en plus et succombe à l'accroissement de la diarrhéee, de la dyspnée et de la fièvre hectique; dans la seconde, *forme hémorrhagique*, le malade succombe, soit à des hémorrhagies externes (épistaxis répétées, etc.), soit à des hémorrhagies internes (Virchow, *loc. cit.*, p. 210, cite même un cas dans lequel on trouva des hémorrhagies dans tous les organes).

D'ailleurs il admet qu'il existe une différence dans le sang de la leucémie splénique et de la leucémie lymphatique. Dans la leucémie splénique, l'altération du sang consiste principalement dans une augmentation des globules blancs; dans la leucémie lymphatique, elle est constituée non pas tant par l'augmentation des globules blancs proprement dits que par celle de petits noyaux incolores analogues à ceux de la lymphe ou globulins.

Les idées de Virchow sont rapidement acceptées en Allemagne : Rineker, Mohr, Muller, Reuss (cités par Virchow), font connaître de nouveaux faits, dont quelques-uns avec analyse microscopique et chimique du sang. Uhle (1853) ajoute une observation aux vingt-six antérieurement publiées qu'il rappelle; Schreiber (1854) fait de la leucémie le sujet de sa thèse et donne une intéressante observation de néoplasie lymphatique de la muqueuse gastro-intestinale. Vogel (1874), analysant dix-neuf cas de leucémie, trouve 16 fois l'hypertrophie de la rate, 13 fois celle du foie, 11 fois celle des ganglions. Les années suivantes voient paraître de nouvelles observations de de Pury (1855), de Heschl (1855) (trad. in *Union méd.*, 1855). de Thierfelden et Uhle (1856), de Friedreich (1857).

Mais, dans tous ces travaux, dans toutes ces observations, c'est toujours la dyscrasie sanguine qui est particulièrement à l'étude. Chacun s'accorde à reconnaître que ce n'est qu'une lésion secondaire, tandis que les lésions des solides, les altérations des organes lymphatiques, sont de beaucoup plus importantes, puisqu'elles semblent être la véritable cause de la maladie elle-même. Et cependant ces dernières n'en sont pas moins laissées dans l'ombre et confondues sous le terme encore bien vague d'hypertrophie. C'est qu'en effet les données de l'anatomie normale du ganglion lymphatique ne sont pas établies sur des bases assez solides pour servir de point de départ à une classification anatomo-pathologique.

La leucémie est introduite en Angleterre par Parkes (1870). Dans une importante leçon faite à University College hospital, à propos d'une femme de soixante-neuf ans, chez laquelle on constata la coexistence d'une énorme tuméfaction de la rate et d'une altération du sang, caractérisée par la présence, révélée par le microscope, d'un nombre considérable de corpuscules pâles, qui, traités par l'acide acétique, contenaient des nuclei. Parkes se rallie aux opinions de Virchow, mais il fait remarquer, avec raison, combien la dénomination de leucémie, proposée par Virchow, est impropre, puisqu'elle peut tout aussi bien s'appliquer à cette condition particulière du sang, dans laquelle, sous l'influence de causes variées, le sérum est laiteux.

L'année suivante (1851-52), Bennett fait paraître une série d'articles, dans l'*Edimburg monthly Journal of medical science*. Tout d'abord il critique et rejette le mot de leucémie, pour les mêmes motifs que Parkes, et propose de le remplacer par celui de leucocythémie, qui à ses yeux a le mérite d'être plus vague et de ne rien préjuger. Se basant d'ailleurs sur les observations « certaines ou douteuses » qu'il a pu recueillir ou réunir au nombre de 37, il fait de la leucocythémie une monographie qui diffère peu de celle précédemment publiée par Virchow (1845-49), mais qui n'en constitue pas moins un précieux document pour l'histoire de cette maladie.

Ce n'est que plus tard (1854, *eod. loco*), qu'il songe à réclamer pour lui l'honneur de la découverte de la nouvelle affection, et qu'il engage avec Virchow une ardente polémique.

Il n'y a pas lieu d'insister sur cette question de priorité; d'ailleurs l'exposé qui précède nous paraît suffisant pour permettre au lecteur d'asseoir son opinion.

Les publications qui ont suivi celles de Bennett en Angleterre, pendant cette période, n'offrent qu'un médiocre intérêt : telle l'observation de Wallace, en 1855.

En Amérique, Hewson, qui fit du système lymphatique une étude particulière, signale, en 1852, un cas de leucocythémie suivi de guérison, à la suite d'un traitement tonique.

En France, pendant la période de 1845-57, paraissent diverses observations qui peuvent être rattachées à notre sujet. Celle de M. Barth, en 1848, est particulièrement intéressante, car elle est une des premières dans lesquelles l'existence d'une hypertrophie ganglionnaire d'apparence maligne ait été constatée, sans altération du sang. On pourra la rapprocher de celles publiées ultérieurement par Wilks, Bonfils, Cossy, Wunderlich, Billroth, Trousseau, pendant la troisième période. Nous croyons utile de la reproduire ici, car elle peut en quelque sorte être considérée comme le type de toutes les observations suivantes (V. *Soc. anat.*, XXIIIe année. *Bull.* 9 et 10 sept. et oct. 1848, § 20, p. 278).

« Une femme de soixante-dix-sept ans, entrée vers la fin de juillet, avec un état cachectique, sans trouble fonctionnel notable, présentait les particularités suivantes : tuméfaction des ganglions lymphatiques de la partie latérale du cou, formant un paquet volumineux, immédiatement au-dessus de la clavicule droite, lequel plonge dans le sommet du thorax sous la clavicule, vers l'aisselle et s'élève en haut jusqu'à l'apophyse mastoïde. A gauche, ganglions tuméfiés, mais en masses moins considérables, à la partie latérale et supérieure du cou; œdème notable du bras droit, pas d'œdème du bras gauche.

« Pas de vomissements, pas de pertes sanguines, vers le 10 août dépérissement; mort le 16.

« A l'autopsie, gros paquets de ganglions situés au sommet de la poitrine, autour des gros vaisseaux et de la trachée-artère. La veine cave est libre inférieurement et perméable dans toute son étendue. Veine sous-clavière droite retrécie au milieu de la masse des ganglions, veine jugulaire interne droite notablement rétrécie; veine sous-clavière droite complètement oblitérée à son origine. Une sonde de femme ne peut passer dans sa cavité. En poussant fort, on décolle les parois qui sont froncées, revenues sur elles-mêmes et adhérentes; masses de ganglions semblables au devant de la colonne vertébrale; dans l'abdomen, même dégénérescence des ganglions mésentériques, qui forment une grosse masse aplatie, mêmes ganglions dans la région sus-claviculaire, cervicale droite et axillaire.

« Tous ces ganglions sont gros comme des œufs de pigeon, de petits œufs de poule, convertis en une matière d'un blanc rosé, homogène, se laissant écraser sous le doigt, sans fournir à la pression un écoulement de suc laiteux. Aucun viscère ne présente des traces de dégénérescence cancéreuse.

« Dans la paroi postérieure de l'utérus de cette femme s'est développée une tumeur fibreuse du volume d'une tête d'enfant, composée de la réunion de plusieurs portions faciles à séparer, renfermant du tissu fibreux à faisceaux entrelacés, au milieu desquels sont disséminés des points ossiformes, sonnant sous le choc du couteau.

« Un gros ganglion bronchique, situé à la bifurcation de la trachée-artère, a subi la même dégénérescence que les autres ganglions lymphatiques.

« M. Cruveilhier a vu un cas analogue; il y avait œdème très considérable au membre supérieur droit, ainsi qu'à la région cervicale, et l'on sentait les ganglions très développés. On crut à une dégénérescence cancéreuse. Le malade mourut par asphyxie, et on trouva la veine cave entourée et comprimée par des ganglions lymphatiques volumineux, très durs, ayant la densité du tissu fibreux. »

Bien que dans l'observation de M. Barth l'examen du sang n'ait pas été pratiqué, il y a tout lieu de croire qu'il n'existait pas de dyscrasie sanguine. Il est peu probable, en effet, qu'à l'autopsie une pareille altération, pour peu qu'elle eût été un tant soit peu marquée, n'ait pas été vue au moment de l'ouverture des veines. L'observation de M. Cruveilhier paraît analogue à la précédente, mais est trop incomplète pour qu'il soit possible de la classer.

C'est dans les *Bulletins de la Société de biologie* qu'il faut chercher les premiers travaux publiés en France sur la leucocythémie. M. Bennett fait à cette Société (séance du 26 avril 1851), une communication basée sur l'examen de quatre cas personnels, et la critique de seize cas qui lui ont été communiqués. L'année suivante (1852), M. Leudet présente à la Société anatomique les pièces provenant d'une femme de trente ans, observée à la Charité dans le service de M. Rayer et qui succomba à une leucocythémie splénique. En 1853, ce même fait fournit au même auteur le sujet d'une lecture à la Société de biologie. La même année MM. Charcot et Robin apportent à la même Société une observation très détaillée de leucocythémie, qu'ils font suivre du relevé publié par Uhle des observations antérieures.

En 1855, M. Leudet reprend avec détail l'historique « de la leucémie », et écrit un excellent article de critique. A la fin de la même année (octobre 1855), MM. Isambert et Robin exposent à la Société de biologie les résultats de leurs recherches microscopiques et chimiques du sang, dans un cas de leucocythémie splénique à forme hémorrhagique, observé dans le service de M. Blache. Contrairement à l'opinion avancée par Virchow, ces deux auteurs démontrent, d'après leur propre observation, que les globulins ou globules lymphatiques peuvent prédominer dans le sang, sans que les ganglions lymphatiques soient malades, et ils ajoutent cette importante remarque : « qu'on peut observer des cas d'hypertrophie lymphatique avec congestion ou ramollissement de tous les ganglions lymphatiques de l'économie sans leucocythémie. La leucocythémie n'est donc point caractéristique d'une affection spéciale. » Cette opinion venait d'être également exprimée par MM. Littré et Robin (*Dict. de Nysten*, dixième édition, 1855, p. 734).

M. Blache, dans la séance du 29 janvier 1856, communique à l'Académie l'observation précédente sous le titre de « leucohémie splénique à forme hémorrhagique. » Une courte discussion s'ensuit (Caventou, Lecanu, Chatin), dans laquelle une regrettable confusion s'établit entre le sang leucohémique et le sang blanc ou sang laiteux. Cette confusion est relevée quelque temps après par Bennett (*Edinb. monthl. Journ.*, 1856), en termes peu respectueux; elle s'explique aisément par l'impropriété du terme même qui servait de titre à la communication.

A la fin de l'année 1855, la Société médicale des hôpitaux (*Union méd.*, 1856, p. 107) entend une communication de MM. Vigla et Vidal, relative à la leucocythémie, qui devient le point de départ d'une importante discussion. M. Barthe rapporte une observation qui date de 1839, celle de Marie Charbot, dans laquelle l'altération du sang, étudiée par Donné, est dès cette époque bien décrite; MM. Voillez, Goupil, Becquerel donnent de nouveaux faits. Lasègue et Vigla font des travaux de Virchow et Bennett un remarquable résumé. Les observations de Bourdon (1856), les faits plus anciens de M. Legroux, et enfin un résumé de Vigla, terminent cette mémorable discussion, à la suite de laquelle la leucocythémie ou leucémie prend droit de cité dans la science française.

Schnepf (1856) rejette la division de la leucocythémie en liénale et lymphatique adoptée par Virchow, et presque tous les auteurs après lui : Vidal (1856), s'appuyant sur les observations communiquées à la Société médicale des hôpitaux et sur les travaux antérieurs, trace de la leucocythémie un excellent tableau, et en donne un historique des plus complets. Bossu et Tessier (1856) apportent de nouvelles observations, et Magnus Huss (1857), observant à Stockholm, à l'hôpital Séraphim, un cas de la maladie, propose de lui donner le nom de splénopathie leucocythémique. Cette dénomination ne fut pas acceptée, bien que plus exacte que celle jusqu'alors admise.

TROISIÈME PÉRIODE. PÉRIODE DE L'ADÉNIE (1856-1872).

Il y eut comme une période de réaction, à la suite de la période si légitime d'engouement, qui, de 1845 à 1856, avait fait admettre presque sans contestation, et telle qu'elle avait été créée par son auteur, la leucémie, une, mais à double origine. En Angleterre, en France, en Allemagne, les travaux de Virchow et de Bennett, éveillant l'esprit de recherche, amenèrent la découverte d'infractions à l'unité pathologique admise par eux. C'est de ces exceptions, dont Virchow avait dans ses premiers écrits déjà signalé la possibilité, que naquirent l'*anémie lymphatique*, en Angleterre; l'*adénie*, en France; la *pseudo-leucémie*, en Allemagne; en même temps que ces exceptions se multipliaient, la leucémie perdait de son importance première, et de genre devenait espèce.

En somme, de 1856 à 1872, les opinions se partagent. Parmi les auteurs, les uns s'efforcent de constituer un groupe nouveau, une affection nouvelle (*anémie lymphatique*, *hypertrophie simple généralisée sans leucémie*, *adénie*, etc.); les autres apportent à la maladie déjà décrite (*leucémie*, *leucocythémie*) un contingent de faits, destinés à faire admettre la multiplicité de son origine ; d'autres, enfin, réunissent les deux affections en une seule maladie (*lymphadénie*, *diathèse lymphogène*), en se basant sur leurs réciproques affinités anatomiques.

Il y aurait mauvaise grâce à refuser à Samuel Wilks d'avoir le premier, en 1846, jeté les fondements sur lesquels devaient s'édifier la nouvelle entité morbide; Hodgkin, qui plus tard donna son nom à la maladie, et devant la priorité duquel Wilks lui-même s'inclina (1878), appartient aussi bien à l'histoire de l'anémie lymphatique qu'à celle de la leucocythémie, ainsi que nous l'avons vu précédemment. Si Wilks n'a pas été heureusement servi par la nature des observations apportées à l'appui de sa thèse, puisque, sur cinq, quatre d'entre elles ne pouvant s'étayer sur un contrôle anatomique perdent une partie de leur valeur, et que la cinquième semble devoir être rattachée à la tuberculose, il n'en est pas moins vrai que la maladie qu'il entendait décrire sous la dénomination d'*anémie lymphatique* était bien la même affection que celle dont Trousseau fera magistralement l'histoire en 1863, sous le nom d'*adénie*, et que Wunderlich décrira sous celui de pseudoleucémie.

Pour faire suite, et servir de confirmation au travail original de Wilks, Pavy (1859) publie dans la *Lancette anglaise* un cas d'hypertrophie des ganglions lymphatiques, car il ne fut pas constaté d'état leucocythémique du sang.

En 1861, le même journal rapporte deux cas nouveaux : le premier observé à Charing-Cross hospital, le second à Guy's hospital. Dans le premier de ces cas, le sang était normal; dans le second, à peu près normal; d'ailleurs l'examen microscopique n'a été pratiqué que dans un seul de ces cas, et la nature de l'affection ganglionnaire n'y est pas suffisamment déterminée pour qu'il soit possible d'assigner une place à ces observations. Il en est de même d'une observation résumée dans le même journal l'année suivante (1862), dans laquelle une hypertrophie ganglionnaire généralisée, accompagnée de production de dépôts albumineux dans le foie, la rate restant saine, fut notée, alors que le sang ne contenait qu'un trop petit nombre de leucocytes pour pouvoir faire placer cette observation dans le cadre de la leucocythémie.

C'est en France qu'on trouve la première observation probante; celle que publia Bonfils (1856) reste inattaquable; elle est, en même temps que la première en date, la plus confirmative : elle tire sa valeur non seulement d'un exposé judicieux des symptômes cliniques, mais encore d'un examen histologique des tumeurs par MM. Robin et Verneuil, et des analyses multipliées du sang, pratiquées aux différentes étapes de la maladie. A partir de ce moment, on voit nettement posée et résolue par l'affirmative la question suivante : « Existe-t-il une hypertrophie des ganglions et de la rate, sans augmentation des globules blancs dans le sang, entraînant la mort par cachexie, comme dans la leucocythémie? »

La thèse de Caubère, qui parut en 1859, ne fit pas avancer la question d'un grand pas. Les six observations qui lui servent de base ne paraissent pas suffisamment concluantes, car dans cinq de ces cas l'examen microscopique du sang n'a pas été pratiqué. En 1860, M. Potain, dans sa thèse d'agrégation, confirme en quelques mots l'existence, à titre d'entité morbide distincte de la leucocythémie, d'une hypertrophie ganglionnaire généralisée, à cause généralement inconnue, entraînant la mort par cachexie. A cette même date le hasard fournit à M. Robin l'occasion de constater, sur un sujet de l'amphithéâtre de Clamart, une hypertrophie de tous les ganglions lymphatiques, à l'exception de ceux du cou et de l'aisselle, avec formations lymphatiques heterotopiques dans l'épididyme. Ce fait de la généralisation de tumeurs lymphatiques à un organe qui, dans tous les cas signalés jusqu'alors, était resté indemme, constitue avec une étude histologique précise le grand intérêt de cette relation.

Le mémoire de Cossy (1861), écrit « pour servir à l'histoire de l'hypertrophie simple plus ou moins généralisée des ganglions lymphatiques, sans leucémie », est basé sur trois observations. L'examen microscopique des ganglions démontra que leur altération relevait de l'hyperplasie simple, tandis que l'analyse du sang faite pendant la vie, mais seulement dans deux cas, fit constater l'absence de leucocythémie. Toutefois, ce n'était pas pour prouver la réalité d'une entité nouvelle que l'auteur communiquait au monde médical les faits dont il avait connaissance : il en tirait au contraire cette conclusion : que les « *cas de leucémie ganglionnaire d'une part, et d'autre part ceux d'hypertrophie simple, semblent des cas de même espèce au moins à leur point de départ* ».

La même année, en 1861, M. Potain apporte à la Société anatomique l'observation d'une femme de 75 ans, morte à la suite d'une hypertrophie ganglionnaire généralisée. L'examen histologique des ganglions tuméfiés fit connaître que l'hypertrophie n'était due « qu'à des noyaux et des cellules lymphatiques tassés les uns contre les autres ; que l'altération de la rate et des glandes isolées de l'intestin était de même nature, et consistait pour la rate en un développement anormal des corpuscules de Malpighi ». Il ne manque à cette observation si précise d'ailleurs, pour prendre place à côté de celle de Bonfils, que l'exposé des résultats qu'aurait fournis l'examen du sang pendant la vie, et que celui pratiqué après la mort ne saurait remplacer. D'après M. Cornil (1865), ce fait appartiendrait à l'histoire de la leucocythémie ; nous ne saurions partager cette manière de voir, et sans nier les altérations possibles du sang par décomposition cadavérique, nous croyons cependant que la leucocythémie confirmée laisse après elle des traces qui, le plus souvent, permettent de la reconnaître après la mort.

Quant à l'observation de M. Perrin (*Bull. Soc. Anat.*, 1861), concernant un vieillard qui succomba à une hypertrophie généralisée de tout le système ganglionnaire, compliquée dans les derniers temps de la vie d'un ramollissement tel du tissu osseux, qu'en moins de 17 jours il se produisit sur ce malade quinze fractures spontanées des côtes, elle paraît unique dans l'histoire ; elle ne saurait toutefois s'ajouter aux cas si restreints encore d'hypertrophie ganglionnaire généralisée sans leucémie, parce que le sang n'a pas été analysé. M. Cornil (1865) considère ce cas comme un cas de cancer généralisé, l'examen microscopique des ganglions pratiqué par M. Perrin avait fait constater une hypertrophie très remarquable des globules lymphatiques. Les détails histologiques faisant défaut, le champ reste ouvert à la discussion.

C'est en 1863 que s'éleva la voix si autorisée de Trousseau pour plaider la cause de l'hypertrophie simple généralisée des ganglions lymphatiques, sans leucocythémie. Dans une leçon restée célèbre, rédigée par Dumontpallier et publiée dans la *Gazette hebdomadaire*, Trousseau, groupant les observations principales jusqu'à ce jour connues, les complétant les unes par les autres, traçait de la maladie un tableau clinique si précis et à la fois si original, qu'on put lui attribuer l'honneur non seulement d'avoir vulgarisé, mais presque d'avoir fait connaître, sous le nom d'adénie, une affection qui, grâce à ce haut patronage, prit dès lors place dans la pathologie. Commentant les observations de Bonfils, de Cossy, de Potain, de Perrin, déjà publiées, celles inédites de Laboulbène et de Leudet, Trousseau retrouve dans l'affection qu'il étudie ce que Laugier et Nélaton y avaient vu avant tous, une maladie ganglionnaire toute spéciale, et il en conclut que la leucocythémie et l'adénie, bien que très voisines l'une de l'autre, sont des affections parfaitement distinctes, ayant une marche différente, et à ce titre doivent être décrites séparément.

Hérard (1865) émet une opinion semblable dans une conférence clinique à propos d'une femme de 32 ans morte cachectique à la suite d'une hypertrophie des éléments normaux des ganglions lymphatiques et de la rate sans leucémie, avec productions hétérotopiques dans le poumon, les ovaires, le tissu cellulaire sous-péritonéal, et la muqueuse de l'estomac. M. Laboulbène (1865), dans la communication qu'il fait à la Société de biologie, sur le cas qu'il a observé, et déjà rapporté par Trousseau, se rallie à la doctrine du maître.

Pareille réaction contre l'unité morbide créée par Virchow se produisait en Allemagne. En 1858, Wunderlich donne les observations de deux malades, atteints d'hypertrophie multiple des ganglions, compliquée de lésions de la rate, et chez lesquels le sang soumis à l'examen microscopique ne présente pas d'altération. En 1860, Lambl observe à Kinderspital un cas d'hyperplasie lymphatique, avec altération de la rate et du foie, sans leucocythémie. En 1862, Billroth, traitant de l'anatomie normale et pathologique de la rate, appelle l'attention sur une lésion de ce dernier organe, laquelle coïncide, dans deux cas, avec une hypertrophie considérable des ganglions lymphatiques, sans altération du sang autre qu'une fluidité plus grande. Dans ces deux cas, les tumeurs étaient constituées par un développement considérable du tissu fibreux, formant quelque chose d'analogue au stroma carcinomateux, et, dans les alvéoles laissées libres, les globules de la lymphe étaient en partie remplacés par des cellules plus grandes, multinucléées. Billroth était ainsi amené à rapprocher cette lésion des corpuscules de la rate, de celle que l'on rencontre dans les cas de sarcome des ganglions lymphatiques.

La même année, J. Kolb, dans une étude sur les tumeurs lymphatiques, admet l'existence des tumeurs ganglionnaires généralisées, résultant d'une hyperplasie simple, sans augmentation des globules blancs du sang; il appuie sa conviction sur le souvenir d'observations déjà connues.

Recklinghausen (1864) apporte un cas qui pourrait être rapproché de celui de Hérard. Dans ces deux cas on constata l'existence de tumeurs lymphatiques de la muqueuse de l'estomac; le malade de M. Hérard présentait en outre des ulcérations intestinales.

Conheim, en 1865, fait connaître un cas d'hypertrophie ganglionnaire sans leucémie, avec production de tissu lymphatique dans le foie, les reins, le pancréas : une relation détaillée de l'évolution clinique de l'affection, les résultats fournis par l'analyse du sang, par un examen histologique des tumeurs, tout contribue à faire assigner à cette observation une place importante parmi celles qui ont concouru à l'édification de la nouvelle unité pathologique.

Après les mémoires de Steitz, de Waldeyer, parut un travail de Wunderlich (1866), qui est à la phase allemande ce que la leçon de Trousseau fut à la phase française. L'auteur allemand propose le mot de pseudo-leucémie pour désigner les faits qu'il réunit, et celui de lymphadénome pour désigner les tumeurs lymphatiques observées.

En même temps, la leucémie ou leucocythémie suscite des publications d'importance diverse. A l'étude de Leudet (1858) sur les lésions viscérales de la leucémie, à celle de Gubler (1859) sur l'augmentation subite des globules blancs dans la période ultime des cachexies, viennent s'ajouter les travaux de Simon (1861), Galoy (1864), de Sarter (1861), de Kersteiu, de Schwartz (1863), de Steinberg (1868), et les observations de Charcot et Robin (1853), Laveran (1857), Corlieu (1861), Peters (1862), Wilks (1862 et 1865), Barclay (1863), Hemey (1864), Mesbach (1864), Hayden (1865), Eddowes (1866), Bourdon (1867), Mushet (1867), Ollivier et Ranvier (1867), Desnos (1868), Church (1868), etc. Puis les mémoires de Mosler et Korner, de Mosler (1864), de Muller (1864), de Böttcher (1865), qui donne une description histologique des tumeurs leucémiques du poumon, dans laquelle il signale les caractères spéciaux de ces tumeurs, qui les différencient des produits tuberculeux de Peltz (1865), de Gretsel (1866), de Waldeyer (1866), de Slawjanski (1867), Bouchut (1868), et enfin l'article si remarquable du *Dictionnaire encyclopédique* dû à la plume de M. Isambert (1869).

Ainsi s'affirmait la leucocythémie par des observations nombreuses et variées, et l'adénie, qui un moment avait été séparée de cette affection, s'y rattachait peu à peu. D'abord décrites isolément, la leucocythémie et l'adénie, qui ne différaient que par la présence ou l'absence de l'altération leucocythique du sang, ne devaient pas tarder à être rapprochées l'une de l'autre. Déjà, Trousseau lui-même avait cité, dans sa clinique, le cas d'un malade chez lequel le diagnostic *adénie*, confirmé jusqu'à la veille de la mort, se trouva tout à coup modifié par une dernière analyse du sang, qui révéla une augmentation du nombre des globules blancs, et M. Robin dès 1855 (*Gaz. méd.* et *Dict. de Nysten*), voyait dans la leucocythémie non une affection spéciale, mais un symptôme qui pouvait à son tour devenir la cause de symptômes nouveaux.

Tandis que les uns, comme Comoy (1867), Fournier (1868), Rosset (1868), Nieszkowski (1867), Black (1868), Muller (1867), Bohn (1869), Eberth (1869), Meyer (1870), admettent la doctrine de Trousseau, d'autres s'en écartent notablement. Hérard (1865) note que les lésions anatomiques sont les mêmes dans la leucocythémie et l'adénie, Nicaise (1866) ne trouve entre les deux maladies qu'une différence dans le siège de l'élément atteint d'hypergénèse. Prez-Crassier (1869) dans sa thèse, Isambert dans une observation, constatent les liens intimes qui unissent la leucocythémie et l'adénie. Ollivier et Ranvier écrivent (1869) « que les cas d'adénie sont jusqu'à ce moment trop différents entre eux et trop incomplets, pour qu'ils puissent fournir matière à différenciation entre la leucocythémie et l'adénie ». Dans leur traité si classique, MM. Cornil et Ranvier, ne mettant pas en doute l'identité des deux maladies, proposent de les considérer comme deux variétés d'une même affection, la *lymphadénie,* dont les manifestations locales prennent le nom de lymphadénomes. M. Jaccoud, dans une leçon clinique, rapproche la leucocythémie de la pseudoleucémie, et crée pour exprimer leurs rapports réciproques la dénomination de *diathèse lymphogène.* MM. Malassez et Ranvier, à la suite d'une étude histologique très complète accompagnant une observation de M. Trélat communiquée à la Société de chirurgie, pensent qu'il est rationnel d'admettre que les cas de leucocythémie ne sont que des cas d'adénie, dans lesquels est survenue une complication, l'augmentation des globules blancs.

Mais, pendant cette même période où l'adénie était si vivement discutée, la leucocythémie étendait ses origines. Des découvertes successives, marquant comme autant d'étapes importantes dans l'étude de cette affection, démontrent que l'intestin, les os, les amygdales, etc., peuvent devenir le point de départ de la leucocythémie. Béhier (1868) communique au congrès médical de Norwich une observation de leucocythémie intestinale, dans laquelle les altérations lymphatiques restèrent localisées à l'intestin, sans se généraliser à la rate ni aux ganglions. Ce fait de localisation à l'appareil lymphoïde de l'intestin fut ultérieurement confirmé par M. Ullé et par Rendu qui ont observé, vers la même époque, deux cas à peu près analogues au précédent : dans l'un d'eux, les lésions avaient débuté par l'appendice iléocœcal ; la participation intestinale n'avait été que consécutive. Les observations antérieures de Craigie, Virchow, Schreiber, Isambert et Robin, Friedreich, Rokitanski, Lambl, Förster, Mosler, avaient déjà fait connaître le fait de la généralisation des lésions à l'appareil lymphoïde de l'intestin dans le cours de la leucocythémie. L'observation de Béhier, qu'à juste titre l'auteur considère comme la première (1869), démontrait l'existence de la leucocythémie intestinale primitive, celles de MM. Ullé et Rendu prouvaient que les mêmes lésions intestinales pouvaient exister indépendamment de la leucémie.

D'autre part, dès 1867, Ranvier présentait à la Société anatomique, et relatait plus tard dans les *Archives d'anatomie et de physiologie*, un fait qui lui avait paru sans analogue dans la science : il s'agissait d'une tumeur lymphatique, développée dans l'épaisseur de l'os iliaque et du fémur, et qui avait déterminé la production de noyaux de généralisation dans le foie, le poumon et les ganglions mésentériques. La néoformation première tirait son origine des éléments médullaires ou des cellules embryonnaires provenant des cellules osseuses mises en liberté. L'année suivante, Mursick (1868) voyait se développer une leucocythémie chez un amputé de la cuisse atteint d'ostéo-myélite. En 1869, Neumann trouvait sur le cadavre d'un homme de trente ans, tué par une leucocythémie splénique, la moelle de la plupart des os comme suppurée. Le microscope montra que cette apparence était due uniquement à la présence d'innombrables cellules lymphoïdes, semblables de forme, de volume et d'aspect à celles du sang. L'auteur en concluait qu'il fallait attribuer à la moelle osseuse une part importante dans la genèse de la leucocythémie.

Les remarquables recherches de Bizzozero (1869) fournissent l'explication de ces faits « en démontrant jusqu'à l'évidence que la moelle des os appartient aux organes hématopoiétiques, puisqu'on y trouve non seulement des cellules semblables aux leucocytes du sang, mais tous les intermédiaires qui, de ces cellules incolores à noyaux, conduisent aux globules rouges parfaits » (Jaccoud).

L'article « leucocythémie » du *Dictionnaire encyclopédique des sciences médicales* (1869) de M. Isambert, si complet qu'il ne laisse que bien peu à glaner derrière lui, résume l'état de la question à cette époque dans des conclusions très légitimement tirées d'une étude de faits nombreux et de la discussion des théories jusqu'alors ayant eu cours. Pour M. Isambert, « la leucocythémie en tant qu'altération du sang n'est plus qu'un symptôme : symptôme transitoire dans les leucocythémies, temporaires ou symptomatiques, symptôme permanent dans la leucocythémie progressive, mais celle-ci, en tant qu'état morbide caractérisé par des lésions viscérales constantes et un ensemble de symptômes propres, est une cachexie spéciale tenant probablement à une diathèse encore inconnue ».

La même année, Virchow, dans sa pathologie des tumeurs, faisait une étude spéciale des tumeurs lymphatiques sous le terme général de lymphomes (1869).

Gillot, sous l'inspiration de Ranvier, décrivait le mycosis fongoïde comme appartenant à la lymphadénie. Le lymphadénome de la peau prenait place dès lors à côté des autres localisations déjà connues.

En 1870, M. Potain (art. LYMPHATIQUE, pathologie et LYMPHOME) admet l'existence des formes idiopathiques de l'hypertrophie ganglionnaire « ayant pour caractères communs un développement hypertrophique et hyperplasique en quelque sorte indéfini, sans tendance à la suppuration ni aux altérations régressives, la généralisation plus ou moins étendue et rapide de la lésion ganglionnaire ; parfois la production en divers organes de néoformations qui présentent tous les attributs du tissu lymphatique (lymphadénome), enfin l'apparition d'un état cachectique qui peut prendre des proportions énormes. » Et il ajoute : « Quelquefois cette hypertrophie s'accompagne de la présence d'une quantité exagérée de globules blancs dans le sang, et ces cas-là sont réunis sous le titre de leucocythémie lymphatique. Chez d'autres malades, au contraire, où l'hypertrophie est également généralisée et toute semblable en apparence, la multiplication des leucocytes du sang fait absolument défaut. Ces derniers cas ont été groupés sous le nom « d'adénie ». Mais la distinction entre l'hypertrophie ganglionnaire généralisée avec leucémie et l'hypertrophie ganglionnaire simple ou adénie n'est vraisemblablement que provisoire. »

D'ailleurs, au point de vue anatomique, M. Potain distingue trois variétés dans le lymphadénome : 1° les lymphadénomes des ganglions qui ne sont qu'une simple hyperplasie portant spécialement sur la portion active, c'est-à-dire sur les éléments cellulaires qui composent les follicules de leur substance corticale ; 2° les lymphadénomes du tissu adénoïde de His, lequel occupe principalement le derme de certaines muqueuses ; 3° les lymphadénomes du tissu cellulaire, développés dans les faisceaux conjonctifs de quelques glandes (foie, rein, mamelle), où ne se trouve normalement aucune trace de tissu semblable (lymphadénome hétérotopique, hétéro-lymphadénome).

Les pseudo-lymphomes qui accompagnent la leucocythémie et qui consistent en des foyers formés par une accumulation de globules blancs dans les vaisseaux sanguins ou dans leur voisinage immédiat (Ollivier et Ranvier), pouvant peut-être devenir le point de départ de lymphadénomes véritables, prennent naturellement place à côté du lymphadénome.

Ces deux articles ferment l'ère médicale du lymphadénome. Dans les années qui suivent, s'ouvre une ère nouvelle que nous appellerons période du lymphadénome, pendant laquelle les travaux s'accumulent, non moins nombreux, non moins importants que dans les années précédentes. Les documents que nous venons d'analyser brièvement et sur lesquels nous aurions voulu pouvoir nous appesantir davantage sont, en quelque sorte, la clef de tous ceux qui suivent.

QUATRIÈME PÉRIODE.

PÉRIODE CHIRURGICALE (1872-1884) OU DU LYMPHADÉNOME.

L'année 1872 inaugure la quatrième période de l'histoire du lymphadénome. Elle semble être le point culminant de la période française par la richesse et la variété des documents produits. Le groupe de l'adénie se subdivise à son tour, et l'anatomie pathologique sert de point de départ à des classifications et à des groupements nouveaux. Déjà Virchow, Potain, Ollivier et Ranvier avaient édifié dans la période qui précède l'histoire anatomo-pathologique de ces deux affections; mais une nouvelle question s'impose à l'esprit des médecins et des chirurgiens : celle de la thérapeutique; aussi, la quatrième période peut-elle être dénommée période du lymphadénome, ou mieux période chirurgicale, et son début est marqué par les discussions si importantes qui ont lieu cette année-là même à la Société de chirurgie et dont l'écho a retenti jusqu'à nos jours.

M. Trélat, le premier, dans la séance du 8 mai 1872, à propos d'une observation recueillie dans son service, appelle l'attention de la Société sur ces tumeurs, « qui ne sont ni de la scrofule ni de la tuberculose, et demande si on doit continuer à les considérer comme relevant de l'adénie, ou bien s'il faut les envisager comme une généralisation d'une tumeur sarcomateuse capable de s'étendre dans tous les points du système lymphatique. »

Cet éminent chirurgien croit pouvoir, en complétant par les travaux d'autres physiologistes les données fournies par sa propre expérience, admettre que :

1° Les cas d'adénie ne paraissent pas différer de certains cas de lymphadénomes ;

2° Que suivant l'opinion de Potain, Cornil, Ranvier, les cas de leucocythémie peuvent être regardés comme des cas d'adénie dans lesquels est survenue une complication, l'augmentation des globules blancs du sang;

3° Qu'il est ainsi permis de se demander si tous ces faits ne sont pas les manifestations diverses d'une même maladie qu'on pourrait appeler *lymphadénie*, sans qu'il soit possible toutefois de déterminer les différences qui existent entre ces manifestations.

D'ailleurs l'adénie peut être rapprochée du lymphosarcome et ces maladies ne sont ni l'une ni l'autre la leucocytose.

Dans la séance du 7 août 1872, M. Trélat complète sa précédente communication par l'indication des signes sur lesquels doit être basé le diagnostic de ces tumeurs; il conclut à la non-intervention chirurgicale lorsqu'il s'agit du lymphadénome sarcomateux, c'est-à-dire d'une tumeur n'étant pas franchement de l'adénie avec ou sans leucocythémie.

Ces conclusions sont attaquées par M. Verneuil qui, au contraire, préconise l'intervention quelle qu'en soit la gravité, lors même qu'on ignore s'il y a généralisation, et qui cite à l'appui de son dire des exemples d'intervention heureuse tirés de sa pratique.

Dans la séance du 14 août, M. Panas admet la parenté de l'adénie et de la leucocythémie, et après avoir essayé de différencier le lymphadénome du cancer, des ganglions strumeux et tuberculeux, se montre partisan de l'intervention, dans les cas où la tumeur, quoique volumineuse, ne tend ni à se généraliser ni à altérer soit la constitution, soit la composition du sang; tandis qu'il la rejette, dans les cas où il y a augmentation de globules blancs, hypertrophie de la rate, ou seulement un développement ganglionnaire multiple, et à plus forte raison dans les cas où il y a eu récidive. D'accord en cela avec MM. Trélat et Lannelongue, qui ont publié dans la *Gazette des hôpitaux* et la *Gazette hebdomadaire* d'intéressantes considérations sur l'*hypertrophie généralisée des ganglions lymphatiques*, en même temps qu'une observation que M. Castiaux présente à la Société anatomique, en décembre 1872. Les *Bulletins* de cette dernière Société renferment une observation de M. Bourdon, recueillie dans le service de M. Verneuil, relative à un lymphadénome des ganglions, du corps thyroïde et du foie, opéré et suivi de mort; un cas remarquable de *mycosis fongoïde* de M. Deboves rapidement terminé par la mort et rapproché par l'auteur des observations précédentes de MM. Gillot et Landouzy; une observation intéressante de M. Malassez d'*hypertrophie généralisée et progressive des ganglions lymphatiques*, dans le cours de laquelle un érysipèle détermina l'affaissement des tumeurs ganglionnaires, et qui fut remarquable surtout par la tardive apparition de la leucémie; une observation de M. Sevestre, de lymphadénome multiple, occupant les ganglions rétro-péritonéaux, mésentériques, inguinaux et cervicaux, que l'auteur serait disposé à rattacher à l'adénie. A la même Société, M. Thaon signale l'existence de lymphadénomes de l'estomac et de l'intestin chez un tuberculeux. M. Malassez rend compte des résultats fournis par l'analyse microscopique du cas de M. Bourdon, et M. Kelsch relate un cas de lymphadénie osseuse viscérale, suivi d'examen microscopique.

La même année, MM. Ranvier et Malassez publient dans la *Gazette des hôpitaux* les résultats histologiques obtenus par l'examen du cas rapporté par M. Trélat.

Les *Archives de médecine* contiennent sous le titre de « cancer des amygdales » par A. Poland, des observations qui se rattachent à l'histoire du lymphadénome, ainsi que deux observations de lymphomes traduites des *Arch. für Phys. Heilk.* A la faculté de médecine, deux thèses importantes, l'une de M. Audineau sur le *Lympho-sarcome*, présentée pour le doctorat, l'autre de M. Bergeron sur les *Tumeurs ganglionnaires du cou*, présentée au concours d'agrégation, résument les opinions des plus grands maîtres et apportent le contingent de quelques faits nouveaux.

Dans les années qui suivent, de nombreuses observations sont publiées, qui élucident tantôt la symptomatologie de ces tumeurs, tantôt leur anatomo-pathologie, tantôt enfin les indications et les contre-indications opératoires. En 1873, M. Kelsch, dans une *Note pour servir à l'histoire de la lymphadénie*, établit les points sur lesquels doit être basé le diagnostic différentiel entre les ulcérations du tube digestif que l'on rencontre dans cette maladie, et celles qui caractérisent la fièvre typhoïde.

Les *Bulletins de la Société anatomique de Paris* renferment en outre des observations de MM. Terrillon (1873), Marchand (1874), Garnier et Ledouble (1875), Martin (1875), Letulle (1876), Pauffard (1876), Castex (1878), Redard-Chambard (1878), Barth (1879), Duguet et Weill (1879), Lagrange (1881). D'autres observations, avec commentaires, sont publiées dans les différents journaux périodiques ou revues. Parmi celles-ci nous citerons les observations de MM. Pasturaud (1874), Lépine et Cornil (1874), Nepveu (1875), Claudot (1876), Duplay (1876), Desnos et Barié (1875), Desmons (1877), Ledouble et Thomas (1877), Sarrazin (1879), Tessier (1879), Monod et Terrillon (1879), Baumel (1880), Vaillard (1881), Trélat (1883). En même temps l'anatomie pathologique des tumeurs de la lymphadénie est étudiée dans les traités classiques de MM. Lancereaux (1870-1875), Laboulbène (1879), Cornil et Ranvier (2e édition, 1881). Les articles des dictionnaires, par MM. Jaccoud et Labadie-Lagrave (1875), Le Dentu et Longuet (1876), Gillette (1878), résument l'ensemble des connaissances acquises par les travaux antérieurs.

En 1877, une nouvelle discussion s'engage au sein de la Société de chirurgie. M. Trélat, à propos d'un fait qu'il vient d'observer et qu'il rapproche de celui qui fit le sujet de sa communication en 1872, donne le conseil, lorsqu'on est en présence d'une tumeur qui est manifestement un néoplasme, et qu'il existe chez le même individu une autre tumeur plus petite, paraissant de même nature, de faire l'ablation de la petite tumeur et d'en pratiquer l'examen histologique. Si c'est du lymphadénome, il n'y a pas lieu d'opérer davantage, car la généralisation du lymphadénome malin se fait d'une manière profondément insidieuse, et l'on voit souvent la cachexie survenir après l'opération. M. Lannelongue, d'après des faits récemment publiés, croit au contraire qu'il y a plusieurs variétés cliniques, parmi les lymphadénomes, et que parmi ceux-ci on en trouve un certain nombre qui ne se généralisent pas. Les observations nouvelles apportées pendant le cours de cette discussion par MM. Paulet, Verneuil, Th. Anger, Cruveilhier, font ressortir d'une part toutes les difficultés du diagnostic au début de l'affection, d'autre part l'importance qu'il y aurait au point de vue thérapeutique à être fixé dès l'origine sur la nature de la maladie. Comme le faisait remarquer M. Trélat au début même de la discussion, les conclusions ne pouvaient en être que provisoires, parce que les diverses variétés bénignes ou malignes du lymphadénome se présentant avec le même aspect, c'était au clinicien qu'incombait le soin de rechercher des signes que l'histologie ne pouvait fournir.

A la suite de la première discussion de la Société de chirurgie en 1872, qui mit à l'ordre du jour la question du lymphadénome, de nombreuses thèses faites sous l'inspiration des chirurgiens de Paris, et principalement de MM. Trélat et Verneuil, furent soutenues devant la faculté de médecine.

En 1873, M. Grocler se rallie aux opinions de M. Verneuil, dans sa thèse sur le lymphadénome. M. Legallois étudie le lymphadénome du cou, dont il donne quelques nouvelles observations. M. Passaquay fait de l'hypertrophie amygdalienne une variété de lymphadénome, dont l'origine serait constitutionnelle et même héréditaire.

En 1874, M. Goglioso, sous le nom de lympho-sarcomes vrais, décrit des tumeurs que l'examen histologique montre formées de tissu adénoïde et de cellules de forme embryonnaire.

M. Demange (1874) donne de la lymphadénie cutanée une étude très complète, qu'il fait précéder d'intéressantes considérations anatomiques, et qui fait suite à une étude sur le mycosis fongoïde ou lymphadénie cutanée, insérée l'année précédente dans les *Annales de dermatologie*.

En 1876, M. Darasse consacre sa thèse à l'étude du lymphadénome, sans insister d'ailleurs sur le traitement de ces tumeurs.

M. Aubert (1877) étudie plus particulièrement les lymphadénomes du médiastin, dont il fait remonter à 1863 la première observation (Virchow, *Pathol. des tumeurs*, t. III), et définit le lymphadénome, une tumeur constituée par du tissu adénoïde de nouvelle formation, ayant de la tendance à persister ou à s'accroître.

M. Daymard (1879), dans ses *Recherches cliniques sur le lymphadénome*, admet une forme bénigne de la maladie, caractérisée surtout par l'absence de la leucocythémie; d'après lui, contrairement aux idées de MM. Ollivier, Ranvier, Jaccoud, Potain, le lymphadénome serait le plus souvent une affection primitivement locale, sans rapports obligés avec l'adénie, et le pronostic ne devient grave que si la généralisation entrave le fonctionnement des différents organes de l'économie.

M. Talavera (1879), dans ses *Recherches histologiques sur quelques tumeurs du testicule*, traite du lymphadénome testiculaire, dont M. Malassez a déterminé la nature véritable, et qui avait été jusque-là confondu avec le sarcome globo-cellulaire à petites cellules.

M. Lemaréchal (1880) signale l'existence des lympho-sarcomes intramusculaires primitifs, dont il fait ressortir la gravité, tant par la nature même de la tumeur, que par les généralisations viscérales constantes qu'ils accompagnent.

M. Choiseau (1881) donne une description histologique complète du lymphadénome, et après avoir énuméré les points où ces tumeurs se développent, il en étudie particulièrement la généralisation dans le tissu cellulaire sous-cutané.

M. Guglielmetti (1881) reprend l'étude des lymphadénomes du médiastin, qu'il enrichit de quelques observations nouvelles.

La question des néoplasmes des ganglions lymphatiques est donnée comme sujet de thèse au concours d'agrégation de 1878. M. Humbert appelle lymphadénome toute tumeur constituée par l'hyperplasie du tissu adénoïde ou par les néoformations de ce tissu, dans les parties où il n'existe pas à l'état normal. Il s'occupe spécialement des lymphadénomes chirurgicaux, dont il propose une classification nouvelle, que nous rapporterons plus loin. Cette thèse importante fait suite aux discussions de la Société de chirurgie de 1877 et les complète; elle résume les progrès faits dans les six dernières années.

En Allemagne, la leucémie reste toujours à l'étude, et provoque l'apparition d'un grand nombre de mémoires, parmi lesquels il faut plus particulièrement citer: ceux de Neumann (1872-1873–1878-1881), de Mosler (1873-1876), Biesiadecki (1875), Friedländer (1879), qui démontrent l'existence, déjà connue antérieurement, de la leucémie myélogène, des tumeurs leucémiques de la peau, et enfin de la leucémie rétinienne.

En même temps l'histoire de la pseudo-leucémie passe par une phase nouvelle, dans laquelle la dénomination même de la maladie change, ainsi que celle des lésions locales. MM. Arnold et Becker signalent l'existence du lymphadénome de l'orbite ; M. Langhans désigne la maladie antérieurement appelée pseudoleucémie (Cohnheim, Wunderlich), sous le nom de *lympho-sarcome.* Rindfleisch, dans son *Traité d'anatomie pathologique* (1875), appelle ces tumeurs du nom de *sarcomes globo-cellulaires.* Winiwarter donne à la maladie le nom de *lymphomes malins* et la différencie du *lympho-sarcome.* Birsch-Hirschfeld (1876) n'établit pas de différence entre le lymphome malin et le lympho-sarcome. La dénomination de lymphome malin semble rallier la majorité des suffrages. Stanz (1878) et Ackermann (1879) en font le sujet de leur thèse inaugurale. On trouve d'ailleurs, dans les journaux et les revues périodiques, de nouvelles observations accompagnées de commentaires, telles celles de : Teschemacker (1876), K. Bettelheim (1877), Pontoppidan (1877), A. Wiegandt (1878). Enfin récemment (1884), la Société de médecine de Berlin a remis à l'ordre du jour d'une de ses séances la question du traitement des lymphomes malins par l'arsenic, dont l'étude avait été précédemment faite par plusieurs médecins, tant en France qu'en Allemagne. Il n'y a pas lieu d'insister davantage sur chacun de ces auteurs en particulier. La plupart d'entre eux seront rappelés ultérieurement dans le cours de ce travail, ce qui nous dispense de faire ici de leurs travaux une analyse plus complète.

En Angleterre, la majeure partie des documents concernant le lymphadénome est apportée à la Société pathologique de Londres. On trouve, dans les *Transactions* de cette Société, sous les noms de lymphadénomes ou de lymphomes, ou encore de maladie de Hodgkin, de très nombreuses observations, le plus souvent accompagnées d'examen microscopique, qui semblent confirmatives des opinions de l'école française dont le chef incontesté est M. Ranvier. MM. Squire and Payne (1872), Waren Tay (1872), Whipham (1872), L. Browne (1874), Garlick (1878), Macnamara (1878), apportent des observations qu'ils intitulent lymphadénomes.

Clarck (1874) désigne des observations analogues du nom de lymphomes. Taylor (1874), Wilks (1878), Goodhart (1878), Ridge Jones (1878), Greenfield (1878), H. Porter (1878), Gowers (1878), Turner et Sutton (1878), étudient plus particulièrement les relations de la leucocythémie et du lymphadénome.

H. Dickinson (1878) donne deux observations dans lesquelles le tubercule simulait le lymphadénome ou lui était associé. On trouve d'ailleurs dans les journaux anglais d'autres observations plus ou moins détaillées, parmi lesquelles nous citerons celles de Marcus-Allen (1875), Bradley (1875), Mason (1875), Sydney Jones (1877), Gowers (1878), G. Paget (1879), W. Berry (1880), Hardie (1880), G. Lawson (1880), Ashby (1882). Dans le *British medical Journal*, A. Clark (1873), Edw. Wells (1874), S. Smith (1875), Humphrey (1878), Russell (1878), Coats (1879), Carington (1883), publient des cas nouveaux, auxquels nous ajouterons ceux que l'on trouve çà et là dans la littérature médicale anglaise, tels ceux de : Arthur Gamgee (1873), R. Southey (1873), S. Jones (1874), Johnson (1875), Alen Morison (1877), Ackmann (1877), Warington Haward (1878), Jackson (1879), Astley Bloxam (1879), Coats (1879).

Nous terminerons ici cet historique déjà long, qui nous paraît justifier les périodes que nous avons cru devoir établir dans l'histoire du lymphadénome. Peut-être avons-nous déjà démontré, par l'histoire même de la maladie, que des rapports intimes unissent la leucémie ou leucocythémie avec l'adénie (lymphadénie, diathèse lymphogène, etc.). Il nous reste à pénétrer plus avant au cœur même de la question, c'est-à-dire à étudier la structure anatomique des lésions qui caractérisent ces deux affections, et à en tracer le tableau clinique.

CHAPITRE II

DÉFINITION.

On a donné du lymphadénome, ou plutôt des tumeurs que l'on rencontre dans le cours de l'adénie, de très nombreuses définitions, qui ne diffèrent entre elles que par le point de vue où les auteurs se sont placés.

On peut ranger ces définitions sous trois chefs principaux, suivant qu'elles sont simplement anatomiques ou cliniques, ou bien à la fois anatomiques et cliniques.

Virchow, se plaçant au point de vue purement anatomique, car son livre, comme le fait remarquer M. Verneuil à la Société de chirurgie, ne renferme rien qui ait trait à la chirurgie et surtout à la clinique, désigne sous le nom de lymphome ou même de lympho-sarcome certaines productions nouvelles, formées d'un tissu analogue à celui qu'on trouve dans la partie ganglionnaire du système lymphatique, et qui tiennent à la fois et à l'hyperplasie simple et au sarcome lymphatique primitif.

MM. Ollivier et Ranvier (1869, p. 519) écrivent que, « dans bon nombre de cas, on voit s'édifier de toutes pièces, au milieu d'organes qui normalement ne contiennent pas de tissu adénoïde, des tumeurs offrant les caractères de ce tissu. C'est ce qu'il faut entendre par le nom de lymphome ou mieux de lymphadénome. » D'autre part MM. Ranvier et Malassez (1872) définissent le lympho-sarcome une tumeur composée de tissu lymphatique et d'éléments regardés comme sarcomateux.

Se plaçant au point de vue de la clinique, M. Grocler applique le terme lymphadénome aux tumeurs de la leucocythémie, de l'adénie, et à celles qui, plus isolées, constituent les cas d'hypertrophie ganglionnaire idiopathique simple, plus ou moins généralisée.

Cliniquement et anatomiquement, le lymphadénome est, pour M. Auber (1877), une tumeur constituée par du tissu adénoïde de nouvelle formation, ayant de la tendance à persister ou à s'accroître; et pour M. Trélat (1872) (Congrès de Bordeaux), on doit entendre par lymphadénome ou lympho-sarcome, les tumeurs caractérisées par l'hypertrophie du tissu lymphoïde, décrit par Hiss.

Il est inutile de multiplier ces citations, et sans vouloir donner du lymphadénome une définition qui trouvera mieux sa place lorsque nous aurons traité de l'anatomie pathologique et de la symptomatologie, nous pouvons tout d'abord établir, et ceci résulte de l'histoire même, et des multiples définitions qui ont été proposées de ces tumeurs, que le terme de lymphadénome doit être simplement limité à la description de la nature de la néoplasie, et non usité comme un terme clinique. Le lymphadénome est par beaucoup de points comparable au tubercule. On doit l'envisager comme une manifestation locale d'une maladie générale, peut-être infectieuse, ou du moins offrant de grandes ressemblances avec les maladies infectieuses, à laquelle on doit donner le nom de *lymphadénie* ou mieux de *lymphadénose* (Gowers, Porter). La lymphadénose procède comme la tuberculose, c'est-à-dire que tantôt elle limite ses lésions en certains points de l'organisme, tantôt au contraire elle s'étend et se généralise. Le terme lymphadénose que nous adopterons sert à désigner les maladies antérieurement connues sous les noms d'anémie lymphatique, de pseudo-leucémie, d'adénie, de lymphadénie, de lymphadénome, de lymphome malin, de lympho-sarcome, de diathèse lymphogène, etc., etc., auxquelles il faut joindre la leucocythémie, qui peut être considérée comme une lymphadénose, dans laquelle est survenue une complication spéciale, une altération de la constitution morphologique et clinique du sang. Provisoirement, la lymphadénose peut être considérée comme étant une diathèse cachectique spéciale survenant chez les individus prédisposés, et n'étant en quelque sorte que le dernier terme du lymphatisme, comme, dans un autre ordre d'idées, la tuberculose est le dernier terme de la scrofulose, si avec Andral (*Cours de pathologie interne*, recueilli par A. Latour, t. Ier, p. 528, 1836), Villemin, et la plupart des auteurs modernes, on veut bien admettre que la scrofulose vraie n'est qu'une manifestation primordiale de la tuberculose.

CHAPITRE III

ANATOMIE PATHOLOGIQUE.

A. *Du lymphadénome en général.*

1° ÉCOLE ALLEMANDE. — L'anatomie pathologique des tumeurs lymphatiques a passé par les mêmes vicissitudes que l'histoire des maladies où ces tumeurs se rencontrent. Nous croyons indispensable de reproduire ici avec quelques détails les classifications ou descriptions qui ont été données de ces tumeurs. C'est peut-être le seul moyen de faire disparaître la confusion regrettable qui règne dans les termes sous lesquels elles sont désignées, que de rapprocher et de comparer ces dénominations entre elles, et de préciser leur signification.

Opinions de Virchow (1863). — Nous avons vu précédemment que Virchow, un des premiers, avait tracé de la maladie, sous le nom de leucémie, un tableau qui fut longtemps classique. Ses recherches se sont étendues plus loin, et la description anatomo-pathologique qu'il a faite des tumeurs lymphatiques, dans son Traité, peut être considérée à juste titre comme le point de départ de toutes les recherches ultérieures.

D'après Virchow, les tumeurs lymphatiques ganglionnaires doivent être désignées sous le nom de *lymphomes* et rapportées à sept classes différentes, dont trois :

1° *Le lymphome leucémique;*

2° *Les lymphomes simples hyperplasiques;*

3° *Le sarcome lymphatique*,

nous intéressent particulièrement.

D'ailleurs, parmi ces tumeurs, Virchow établit deux groupes principaux :

1° Les *formes hyperplasiques*, qui proviennent immédiatement par prolifération progressive de produits lymphatiques préexistants;

2° Les formes où des éléments lymphoïdes ou splénoïdes se développent dans des parties où il n'en existait pas auparavant.

1° *Lymphomes leucémiques.* — Dans la leucémie, l'affection primitive de l'organe (rate, ganglion) est toujours de nature néoplasique. Le produit de nouvelle formation qui s'y développe conduit à une augmentation de volume de l'organe affecté. Cette augmentation présente d'abord une nature hyperplasique, c'est-à-dire que la rate et les ganglions lymphatiques s'hypertrophient peu à peu, le nombre des parties cellulaires qu'ils renferment s'élevant de plus en plus, et les cellules elles-mêmes atteignant le plus souvent un volume plus considérable. En même temps les vaisseaux et le stroma se développent, et l'on peut aussi constater avec le temps, surtout dans la rate, deux stades différents :

1° L'un de ramollissement, où les cellules sont nombreuses;

2° L'autre, d'induration, où l'organe augmente de consistance.

Le processus est donc irritatif et peut prendre quelquefois une marche inflammatoire. D'ailleurs le développement n'est pas toujours hyperplasique. Il peut devenir d'autres fois aussi hétéroplasique. Les produits leucémiques de nouvelle formation qui se rencontrent dans le tube digestif se rapprochent beaucoup des tuméfactions ordinaires des ganglions lymphatiques. Dans le foie, tantôt le produit lymphatique de nouvelle formation apparaît sous forme d'une *infiltration* qui part du tissu connectif de la veine-porte, et s'étend plus tard entre le réseau des cellules du foie dans les acini (*forme trabéculaire*); tantôt le produit de nouvelle formation se présente sous forme de granulations ou de petites tumeurs distinctes, à bords bien délimités, de couleur grise, ressemblant le plus souvent à de petits tubercules miliaires (*forme folliculaire*).

Dans le premier cas, l'examen microscopique montre partout une prolifération provenant des éléments du tissu connectif. La tumeur est ainsi composée presque complètement de noyaux de petites dimensions, ronds, au milieu desquels on rencontre de nombreuses cellules à noyaux (Weidenbaum, 1859). Dans le second cas, le nouveau produit se compose aussi essentiellement de cellules lymphoïdes et de noyaux, mais entassés sous forme de petits follicules lymphatiques.

La forme folliculaire se trouve très souvent réunie à la forme trabéculaire. Dans le rein les altérations sont analogues à celles du foie.

Quant aux infiltrations ou tumeurs leucémiques trouvées dans la plupart des autres organes, Virchow les considère comme douteuses ou tout au moins très rares. Les exemples de localisation à la plèvre (Fredrich, Mosler), aux poumons (Deiters, Sarter), à la rétine (Liebreich), etc., ne lui paraissent pas convaincants; toutefois Virchow reconnaît avoir rencontré des tumeurs lymphoïdes du cœur le long des vaisseaux, ainsi que dans la muqueuse des voies respiratoires. Les lymphomes leucémiques ressemblent beaucoup aux tubercules; ils en diffèrent par la persistance de leurs éléments, l'absence de dégénérescences et d'ulcérations et leur consistance qui est plus molle et plus vasculaire.

Dans les ganglions leucémiques, on constate que la prolifération hyperplasique porte surtout sur les corpuscules lymphatiques (*Enchymhörner*). Au début, on reconnaît encore l'ancienne division en lobes et en follicules. Plus tard on ne la distingue plus, et la glande semble consister presque complètement en un tissu médullaire. Les corpuscules lymphatiques sont assez libres, on peut les exprimer ou les racler en partie sous forme d'un suc trouble ; quand on lave au pinceau les coupes microscopiques faites sur ces glandes préalablement durcies, il reste un réseau vasculaire très abondant et un stroma qui est peu développé.

2° *Lymphomes hyperplasiques simples.* — Les lymphomes simples hyperplasiques ont pour siège tantôt les amygdales, les follicules de la base de la langue et de l'intestin, le thymus, la rate où il y a lieu de distinguer deux formes, l'une molle et l'autre dure, et les ganglions lymphatiques.

L'hypertrophie de la rate tient surtout à une augmentation de volume des cellules de la pulpe qui peut se combiner à une dilatation des vaisseaux. Quant aux follicules, on les trouve parfois agrandis de façon à former des tumeurs de la dimension d'un pois ayant une densité considérable ; mais ces cas sont rares.

L'hyperplasie simple des ganglions lymphatiques est constituée au début par une multiplication des globules de la lymphe proprement dits, s'accompagnant parfois de bonne heure d'une prolifération cellulaire, très active dans les *cloisons et le réseau*, de façon à donner à toute la masse une conformation plus homogène.

Quand l'irritation est assez forte, il se fait, outre l'augmentation des cellules, un épaississement des cloisons et du tissu connectif réticulé. Il se forme ainsi des tumeurs dures que l'on peut facilement confondre avec des tumeurs *fibreuses*.

« A l'examen microscopique, on ne trouve dans beaucoup de points que du tissu connectif compacte avec de superbes cellules réticulées, tandis que dans d'autres endroits, au lieu de ces cellules réticulées, ce sont des traînées de cellules lymphoïdes qui sont renfermées dans une substance fondamentale très dure. D'autres fois on rencontre par endroits des cellules à noyaux plus grandes, aplaties, d'*aspect épithélial*, quelquefois des cellules gigantesques à noyaux multiples. »

Ces sortes de tumeurs se rapprochent des tumeurs leucémiques, elles en diffèrent ; par l'absence de l'altération sanguine d'ailleurs *elles présentent des formes successives jusqu'aux sarcomes lymphatiques.*

3° *Lympho-sarcome.* — Les lympho-sarcomes sont des tumeurs qui se rapprochent des scrofules. Elles présentent les caractères d'une simple hypertrophie, ou mieux d'une hyperplasie des glandes. Mais les lympho-sarcomes n'ont presque pas de tendance à la caséification ni à la dégénérescence graisseuse ni à l'ulcération. Ils sont caractérisés par la persistance des éléments et le développement progressif, souvent extrêmement aigu de la tumeur. Celle-ci résiste à tout traitement thérapeutique, ce qui permet d'en faire le diagnostic. Elles se rapprochent des tumeurs leucémiques, dont elles se différencient par l'absence de dyscrasie sanguine.

On peut en distinguer deux formes :

1° Les *formes molles* et 2° les *formes dures.*

1° Les *formes molles* ont une consistance quelquefois presque fluctuante sans renfermer de liquide. Elles ont à la coupe un aspect blanchâtre médullaire, ce sont les plus fréquentes ; la prolifération cellulaire y est le point essentiel. Les cellules ressemblent aux cellules lymphatiques ordinaires, quelquefois elles augmentent de volume au point de ressembler à de grands corpuscules muqueux (*Ogle*). On rencontre parfois de nombreux noyaux libres, des éléments multinucléaires très clairs et enfin, quoique rarement, de vraies cellules gigantesques. Ces cellules sont assez libres dans les mailles d'un réseau qui persiste après leur disparition. Ce réseau est parfois assez délicat pour que sur des coupes toute la masse ne semble consister qu'en cellules. « Les formes (*à petites cellules*) ressemblent beaucoup au premier coup d'œil au glio-sarcome, seulement ordinairement un plus grand nombre de cellules sans substance intermédiaire sont renfermées dans une seule maille du réseau. Les formes multicellulaires (*médullaires*) se rapprochent par leur disposition des cancers. Elles ont en effet une structure distinctement alvéolaire et un contenu cellulaire dans les alvéoles. Il est vrai que ces cellules ne sont pas épithéliales. »

2° Les *formes dures* ont une consistance compacte, un aspect jaunâtre, dense, quelquefois simplement fibreux. Dans ces formes la capsule et les cloisons de la glande sont épaissies ; le réseau fin de l'intérieur du follicule devient plus fort et se sclérose par places, quelquefois même il se fait une périadénite indurée comme dans la scrofule.

En dernier terme :

« Les cellules disparaissent de plus en plus, au fur et à mesure du développement du tissu connectif. On finit par ne plus trouver que des groupes de toutes petites cellules rondes, et ce n'est qu'aux endroits les plus récemment affectés que se rencontre encore une prolifération lymphatique distincte. »

Entre ces deux formes (forme molle, forme dure), il y a toutes sortes d'états transitoires. Après un stade hyperplasique, ces tumeurs prennent des propriétés malignes; la maladie progresse, non seulement de glande à glande, d'une manière véritablement infectieuse, mais la production devient en même temps hétéroplasique.

Sous les noms d'adénomes et d'adénosarcomes des ganglions lymphatiques, Billroth a décrit un groupe mal délimité de néoplasies qui paraît comprendre toutes les altérations depuis l'hyperplasie simple idiopathique (*lymphadénome de Weber, lymphome de Virchow*) jusqu'au sarcome primitif ou secondaire. D'après Cornil et Ranvier (2e édition, p. 651, 1881), l'adéno-sarcome de Billroth pourrait bien n'être qu'une variété de carcinome. Nous ne saurions nous ranger à cette dernière opinion, la description que Billroth fait de l'adénosarcome des ganglions lymphatiques nous paraît plutôt de nature à faire rapprocher ces tumeurs des lympho-sarcomes à forme médullaire. La présence d'un réticulum fibrillaire à larges mailles partant des travées fibreuses dont les fibrilles sont revêtues de cellules plates *polygonales*, et dont les mailles contiennent des cellules polymorphes et volumineuses, semble donner à notre manière de voir un suffisant appui.

Langhans (1872), de Marbürg, distingue, tout en notant leur affinité, les affections leucémiques du lymphosarcome. Ses opinions peuvent être résumées dans le tableau suivant :

1° Affections leucémiques.

2° Lymphosarcomes.

- Local. (Hyperplasie simple.)
  - 1° *Forme hyperplastique*, dans laquelle les éléments ont conservé les rapports qu'ils affectent dans les ganglions normaux.
  - 2° *Forme indurative*, dans laquelle toute différence disparaît entre les voies lymphatiques et la substance folliculaire.
- Généralisé ou malin.
  - 1° *L. simple ganglionnaire*, forme très rare se rapprochant des cas de leucémie lymphatique.
  - 2° Métastatique.
    - *Forme dure*. — Hyperplasie des follicules des ganglions de la rate, avec participation du réticulum et formation réelle de tissu conjonctif.
    - *Forme molle*, qui ne se distingue des tumeurs leucémiques que par l'intégrité du sang; cette forme seule doit prendre le nom de pseudo-leucémie (Cohnheim); peut-être cette forme peut-elle exister concurremment avec la leucémie.

On voit, d'après ce tableau, que Langhans adopte à peu de chose près les idées de Virchow, puisque, sous le nom de lympho-sarcome local à forme hyperplasique, il décrit ce que Virchow avait antérieurement désigné sous le nom de lymphomes, et que dans le lymphosarcome généralisé avec ou sans métastase il est facile de retrouver le lymphosarcome de Virchow avec ses deux formes molles ou dures.

Rindfleisch (1873) pense qu'il n'y a pas lieu d'établir la moindre parenté entre les tumeurs rencontrées dans les cas avancés de leucémie et celles qui en l'absence de cette altération se développent dans les ganglions lymphatiques aboutissant à des formations hétéroplastiques. Ces dernières lésions, au point de vue histologique, tiennent à la fois du ganglion lymphatique et de la tumeur leucémique sans être l'un ou l'autre, il leur donne le nom générique de *sarcomes*.

1° *Leucémie*. — Dans les cas de leucémie avancée on trouve dans les reins, par exemple, des tumeurs d'un blanc médullaire, composées de globules blancs, renfermées dans un réseau très fin.

Depuis qu'il est reconnu que dans certaines conditions les parois des petits vaisseaux laissent passer les globules blancs du sang, on doit plus particulièrement considérer la néoformation du tissu lymphatique de la leucémie comme une *infiltration* de globules blancs sortis des vaisseaux. Cette opinion trouve, d'après Rindfleisch, sa confirmation dans la présence d'amas de globules rouges qu'on rencontre souvent dans l'intérieur de ces foyers, ce qui prouve bien qu'il s'agit là de véritables extravasats sanguins.

En résumé : les lésions de la leucémie consisteraient essentiellement en dilatation de capillaires et en épanchement de globules blancs *disséminés dans la trame conjonctive* des organes atteints. En certains points même, il est possible de voir les vaisseaux rompus par excès de distension. En outre de cette forme que l'on peut rapprocher de la forme trabéculaire décrite par Virchow, dans le foie et les reins, Rindfleisch signale une forme plus rare qu'il a pu constater dans le foie et désignée par Virchow sous le nom de forme folliculaire dans laquelle ces extravasats se présentent sous l'apparence de nodules circonscrits d'un gris blanchâtre simulant le tubercule miliaire.

2° *Sarcome des glandes lymphatiques.* — D'après Rindfleisch, le sarcome, lorsqu'il envahit les glandes lymphatiques, se présente sous deux aspects distincts :

1° *Sarcome globo-cellulaire.* — Cette tumeur est proche parente du sarcome fuso-cellulaire à petites cellules, elle se rattache ainsi au fibrome. La transformation fibreuse s'y observe fréquemment. Cette caractéristique anatomique explique la bénignité relative de cette sorte de tumeur et la distingue des autres sarcomes globo-cellulaires.

2° Le *sarcome globo-cellulaire lymphadénoïde*, qui comprend comme sous-variétés : 1° le *sarcome lymphadénoïde lipomateux; 2° muqueux ou myxomateux; 3° alvéolaire médullaire ou carcinomateux.*

Sarcome globo-cellulaire lymphadénoïde. — Le sarcome globo-cellulaire lymphadénoïde a une consistance moindre. Par le raclage de la surface de section, on obtient un suc très riche en cellules que le microscope montre globuleuses, avec des noyaux volumineux, ovalaires, à nucléoles punctiformes. A l'aide du pinceau, on obtient, sur une coupe durcie, un réseau intercellulaire très délicat *qui rappelle beaucoup* le réticulum des follicules lymphatiques de la muqueuse intestinale, et des chairs fongueuses. Ce réseau s'étend entre les vaisseaux capillaires à parois très ténues et donne une certaine solidité à la structure tout entière.

« Le sarcome lymphatique prend le plus souvent naissance dans le tissu connectif sous-cutané, sous-aponévrotique et inter-musculaire de la cuisse. Après lui, son siège de prédilection est dans les glandes lymphatiques. Dans ces organes, il y a cela de particulier que l'analogie de structure pourrait entraîner les anatomistes à considérer la tumeur comme une hyperplasie quoique monstrueuse des ganglions lymphatiques, tandis que, cliniquement sa malignité excessive prouve son identité parfaite avec le sarcome mou. »

Rindfleisch admet cependant que le sarcome *lymphadénoïde, qui a pour prototype caractéristique la substance lymphadénoïde*, trouve dans les glandes lymphatiques un terrain particulièrement propre à son développement.

Au point de vue clinique, il se base sur la consistance, la couleur, la rapidité d'accroissement, et la malignité pour établir trois variétés principales :

1° La première comprend les formes les plus dures, qui croissent le plus lentement, et sont en même temps les moins malignes; elles se caractérisent par un envahissement simultané de tout un groupe de ganglions lymphatiques, se présentent sous l'apparence de tumeurs multilobées, parfois volumineuses, altérant les rapports des vaisseaux et des nerfs, ce qui en rend l'extirpation presque impossible (pseudo-scrofulose);

2° La seconde comprend les tumeurs plus molles à grandes cellules, perforant volontiers les parois veineuses se propageant dans l'intérieur de ces vaisseaux (cancer des veines);

3° Dans la troisième variété, les tumeurs ont une tendance prononcée à sortir des limites de la glande lymphatique, pour envahir le tissu cellulaire voisin. Leur malignité surpasse celle des autres sarcomes, et constitue pour la thérapeutique une contre-indication formelle à l'intervention.

Si l'on compare la description des tumeurs lymphatiques donnée par Rindfleisch à celle de Virchow (voy. p. 37 et suiv.), précédemment analysée, on est frappé des analogies qu'elles présentent. Pour ces deux auteurs, les tumeurs leucémiques forment une classe spéciale, tandis que ces altérations anatomiques qui affectent les organes lymphatiques, qui commencent à l'hyperplasie, pour aboutir à la multiplication, soit des cellules, soit du réticulum, sont rangées dans deux classes dont les noms seuls varient. Dans le sarcome globo-cellulaire, on retrouve sans beaucoup de difficulté, et seulement avec quelques modifications de détail, le lymphome hyperplastique; le sarcome globo-cellulaire lymphadénoïde représente, presque trait pour trait, le lympho-sarcome de Virchow.

Anatomiquement, il y a quelques différences; mais ces différences tiennent peut-être simplement aux variétés qui ont appelé plus particulièrement l'attention de ces deux auteurs. Quoi qu'il en soit, il est important de se souvenir que ce sont là des différences, qui portent bien plutôt sur les termes que sur la chose elle-même.

En Allemagne, les auteurs qui suivent ont peu modifié les descriptions précédentes.

En 1875, Winiwarter décrit sous le nom de *lymphome malin* ce que Virchow avait décrit sous le nom de lymphome simple des glandes lymphatiques ou même de lympho-sarcome.

Lymphome malin. — Avec Virchow et Langhans, il admet que le lymphome malin présente deux variétés : le lymphome mou et le lymphome dur; mais il fait remarquer que si cette distinction a sa raison d'être, on ne saurait cependant l'adopter complètement, puisque la consistance des *tumeurs est très variable chez un même individu*. Les tumeurs molles se rapprochent du ganglion lymphatique type. Les tumeurs dures se rapprochent des fibromes utérins, les espaces lymphatiques y disparaissent par un envahissement progressif du tissu conjonctif. *Mais ces deux formes ne sont que les deux développements d'un même processus qu'on peut séparer cliniquement, mais non génésiquement.*

a. *Formes molles.* — 1° Dans les formes molles, la coupe est homogène, grisâtre, peu vasculaire. Au microscope, on ne peut distinguer la substance médullaire de la substance corticale. Les corpuscules lymphatiques, énormément accrus en nombre, étouffent le réticulum. Celui-ci se retrouve par le lavage à l'aide du pinceau, mais il est à peine plus marqué que dans un ganglion sain, et pourtant les travées qui le constituent contiennent plus de trousseaux fibreux qu'à l'état normal.

b. *Formes dures.* — Dans les formes dures, la texture glandulaire a été remplacée par une structure fibreuse, qui envahit les couches superficielles, tandis que dans le centre on trouve encore çà et là des accumulations de cellules lymphatiques, séparées par des trabécules fibreuses. Les tumeurs secondaires métastatiques ne diffèrent en rien des tumeurs primitives. Ces tumeurs aboutissent rarement à la régression.

2° *Lympho-sarcome.* — Quant aux lympho-sarcomes, il faut entendre par ce mot des tumeurs qui diffèrent du lymphome en ce que, dès le début, on trouve dans la glande des foyers remplis par des accumulations de cellules granuleuses, bien plus grandes que les corpuscules lymphatiques, et se colorant bien plus fortement par le carmin. Le reste de la glande ne présente aucune trace d'hyperplasie. Le tissu pathologique se sépare nettement du tissu normal. Les trabécules disparaissent, les vaisseaux s'oblitèrent, les cellules du lympho-sarcome prennent l'aspect fusiforme. D'ailleurs, cette affection est très rare.

Dans la description que Winiwarter fait du lympho-sarcome des ganglions lymphatiques, il nous semble que l'on peut reconnaître le sarcome ganglionnaire pur primitif. Les quatre observations qui accompagnent le mémoire de Winiwarter nous paraissent susceptibles de justifier cette opinion.

Birch Hirschfeld (1876) n'établit pas de distinction entre le lymphome malin et le lympho-sarcome (Virchow); il n'emploie pas le mot lympho-sarcome qui peut donner lieu à confusion. Il distingue également deux formes dans le lymphome malin, mais simplement au point de vue histologique, la forme molle et la forme dure.

Cohnheim (1877) (*in* thèse Humbert) distingue les hyperplasies leucémiques des lymphomes et des lympho-sarcomes, mais au point de vue *étiologique seulement*. Pour lui, les tumeurs proprement dites ont toujours une origine embryonnaire. Il y a dans l'organe malade une véritable malformation primitive, qui ne s'accuse ou ne se développe qu'à une période plus ou moins reculée : Ainsi, considérant la leucémie comme une affection générale, produite par un agent inconnu, se comportant comme s'il était infectieux, il place les hyperplasies leucémiques à côté des hyperplasies scrofuleuses, sous le nom d'*hyperplasies infectieuses*.

Anatomiquement et abstraction faite des adénites suppurées, on observe :

1° Des lésions purement locales (engorgement simple), tuméfaction avec induration consécutive aux lésions chroniques ;

2° Le lymphome proprement dit, c'est-à-dire une hyperplasie glandulaire, quelquefois très volumineuse, plus ou moins dure, qui n'aboutit ni à la suppuration ni à la caséification, et se développe indépendamment de toute lésion antérieure de la peau et des muqueuses.

3° Les hypertrophies ganglionnaires, qui portent simultanément sur un certain nombre de glandes et ont de la tendance à se généraliser. Telles sont les hyperplasies leucémiques, les tumeurs scrofuleuses et tuberculeuses, les lympho-sarcomes. Parmi toutes ces formes la scrofuleuse seule peut être différenciée anatomiquement par la caséification, qui en est le signe pathognomonique.

D'après Cohnheim, le lymphome et le lympho-sarcome ont une réelle identité de nature.

« Le lymphome et le lympho-sarcome sont de même nature et se comportent l'un envers l'autre comme les tumeurs bénignes envers les malignes. Or la malignité des tumeurs ne dépend pas de leur structure, elle ne leur appartient pas en propre. Elle dépend de l'état général de l'organisme. La résistance physiologique du tissu sur lequel elles se développent domine leur évolution et leur généralisation. Tant qu'un lymphome reste limité au ganglion dans lequel il s'est développé, il est bénin, alors même qu'il s'accroît rapidement et devient très volumineux. Il devient malin quand il perfore la capsule d'enveloppe, envoie des prolongements dans les tissus voisins, envahit les vaisseaux et se généralise. On n'a aucune raison légitime de désigner sous des noms différents les deux espèces de tumeurs, et de dire qu'il s'agit dans le premier cas d'un lymphome, dans le second d'un lympho-sarcome. »

2° FRANCE. — Mais si, chronologiquement, les Allemands ont été les premiers à étudier et à décrire les tumeurs lymphatiques que l'on rencontre dans le cours de la leucémie, si c'est à eux qu'appartiennent les premières recherches histologiques sérieuses et les premières tentatives entreprises pour différencier les unes des autres des lésions anatomiques très voisines, il n'en est pas moins vrai que c'est en France, surtout, que la question des tumeurs lymphatiques reçut sa véritable solution, et que ses affinités ont été le mieux étudiées.

Le lymphadénome d'après Cornil et Ranvier (1869-1881). — Nous passerons rapidement sur les premiers travaux qui, en France, ont démontré, d'une part l'existence des tumeurs lymphatiques des os (Ranvier, 1867), de la peau (Gillot, 1869), et qui ont fait conclure à l'identité de nature des tumeurs leucémiques et des lésions rencontrées dans le cours de l'adénie. Nous avons vu précédemment que tous ces faits avaient été groupés par M. Ranvier, sous le nom de *lymphadénie*, tandis que le nom de lymphadénome avait été proposé et généralement accepté, pour dénommer les lésions anatomiques elles-mêmes. Une des premières classifications que l'on rencontre dans les livres classiques est celle de MM. Cornil et Ranvier (1869), que l'on retrouve dans la deuxième édition du *Manuel d'histologie pathologique*, 1880. Cette classification des tumeurs est, comme on sait, uniquement basée sur leurs analogies avec les tissus normaux. Dans cette classification, les lymphadénomes sont définis : « Des tumeurs qui reproduisent la structure des ganglions lymphatiques, et sont par conséquent voisines des tumeurs constituées par les vaisseaux lymphatiques eux-mêmes, qui, sous le nom de lymphangiomes, comprennent et les dilatations simples des vaisseaux et leurs néoformations. A ce groupe des lymphangiomes se rattachent les tumeurs décrites sous le nom d'adénolymphocèle par Nélaton, Trélat, Anger. » D'après MM. Cornil et Ranvier, les lymphadénomes sont constitués par du tissu adénoïde de His, ou tissu conjonctif réticulé. Par tissu réticulé, il faut entendre un tissu composé de fibres conjonctives extrêmement grêles, s'accolant, se séparant pour s'unir ensuite à de nouvelles fibrilles, et former un réticulum délicat dont les travées affectent toutes les directions, sont recouvertes par des cellules plates, minces, se moulant exactement sur les fibres du réticulum (RANVIER,

Technique histologique, 1878), à la manière des cellules endothéliales du grand épiploon. Ces cellules ont un noyau, que l'on croyait autrefois situé dans l'épaisseur même des travées du réticulum. Les mailles du tissu conjonctif réticulé sont parcourues par des vaisseaux et comblées par un plasma chargé de cellules lymphatiques. Les capillaires qui parcourent ce tissu réticulé sont entourés par une couche condensée de ce tissu et c'est de cette couche que partent les fibrilles du réticulum.

A l'état pathologique : « On ne doit donner le nom de lymphadénomes qu'aux tumeurs constituées par un tissu adénoïde de nouvelle formation et nous ne considérons pas, disent MM. Cornil et Ranvier, comme des lymphadénomes certaines lésions des organes qui accompagnent la leucocythémie. »

« Les lymphadénomes sont des tumeurs d'un volume variable depuis celui d'une granulation miliaire jusqu'à celui d'une tête de fœtus. Elles sont toujours mal limitées au milieu des organes. Dans les ganglions lymphatiques elles semblent être une simple hypertrophie de ces organes. Mais cependant, lorsque plusieurs ganglions voisins sont envahis, on les voit se fondre en une masse commune. Elles ont l'apparence franchement encéphaloïde. Elles sont molles, grisâtres, avec des points ou des îlots rouges, correspondant à des dilatations vasculaires ou à des foyers hémorrhagiques. Elles présentent quelquefois des parties opaques, caséeuses, lardacées. Ces tumeurs donnent par le raclage un suc laiteux, très abondant, constitué par de petites cellules rondes, ayant en moyenne 10 μ et contenant un seul noyau. On y trouve aussi des cellules plus considérables contenant plusieurs noyaux, ou encore des cellules d'apparence fusiforme, mais en réalité aplaties à noyaux ovalaires, et qui proviennent de l'endothélium des vaisseaux ou des cellules endothéliales du stroma réticulé. Dans les cas d'adénie, les vaisseaux sanguins paraissent vides ou remplis de globules rouges qui ne se colorent pas par le carmin. Dans la leucocythémie, au contraire, les capillaires dilatés contiennent un grand nombre de globules blancs, qui se colorent facilement. Presque toujours les autres tumeurs des ganglions lymphatiques, c'est-à-dire celles qui ne sont liées ni à la leucémie ni à l'adénie, sont des tumeurs secondaires, qui succèdent à une tumeur primitive, telles qu'un sarcome, un carcinome, un tubercule, un enchondrome, et reproduisent fidèlement la forme et la structure de la tumeur primitive dont ils ne sont qu'une tardive manifestation.

Lymphadénomes d'après MM. Malassez et Ranvier (1872). — En 1872, l'examen microscopique d'une tumeur ayant appartenu à un malade opéré par Trélat fut, pour Malassez et Ranvier, l'occasion de grouper un certain nombre d'examens faits sur des tumeurs analogues, et de classer les lymphadénomes en deux grandes variétés.

1° *Lymphadénomes réguliers.* 2° *Lymphadénomes irréguliers.* — La première, constituée par des lymphadénomes à type pur, à structure tout à fait semblable à celle des ganglions lymphatiques. La seconde, par des lymphadénomes s'écartant plus ou moins de la structure normale des ganglions lymphatiques et comprenant : 1° *des lymphadénomes à grosses cellules;* 2° des *lymphadénomes à gros réticulum.*

Toutes ces tumeurs, à quelque genre qu'elles appartiennent, « ont entre elles plus de caractères communs que différentiels, toutes sont construites sur le type lymphatique (réticulum d'une part, cellules de l'autre). Les différences ne portant que sur le développement plus ou moins considérable de l'un ou de l'autre de ces éléments. »

De là, la possibilité de former avec toutes ces tumeurs un seul genre : le lymphadénome, renfermant plusieurs variétés.

A. *Lymphadénome à grosses cellules.* — Le lymphadénome dit à grosses cellules est celui que l'on trouve décrit par les auteurs allemands sous le nom de *lymphosarcome*, *lymphome malin*, variété molle. Il n'y a pas lieu de rattacher cette variété au sarcome ganglionnaire pur, car elle se compose simplement du tissu lymphatique, et d'éléments regardés comme sarcomateux ; sur des coupes on retrouve en certains points le tissu ganglionnaire dans un état à peu près normal (fin réticulum, dont les mailles sont garnies de cellules lymphatiques) ; en d'autres points, au milieu des cellules lymphatiques normales, on voit quelques cellules plates ou polyédriques, d'un volume plus considérable de 15 à 23 μ, possédant jusqu'à quatre noyaux.

B. *Lymphadénomes à gros réticulum.* — Quant à la deuxième variété, *lymphadénome à gros réticulum* (Ranvier et Malassez), elle n'avait pas été décrite jusqu'alors, et c'est sur les pièces provenant du malade de M. Lannelongue (obs. de Castiaux) qu'elle a été observée pour la première fois.

Classification de M. Verneuil (1872). — M. Verneuil (7 août 1872) admet l'existence de tumeurs ganglionnaires, primitives, siégeant le plus souvent au cou, distinctes des autres engorgements ganglionnaires, en particulier de l'adénie, par leur marche, restant plusieurs années localisées dans un même point, et les ramène aux types suivants :

1° *Hypertrophie des follicules clos.* — Cette variété est caractérisée par une lésion analogue à celle de la rate atteinte de dégénérescence amyloïde ;

2° La *dégénérescence fibro-plastique* des ganglions. Le ganglion malgré son gros volume a conservé son aspect, il est charnu à la coupe et tout entier constitué par des éléments fibro-plastiques ;

3° Le *sarcome* caractérisé par la présence d'éléments embryoplastiques avec deux sous-variétés : 1° le *fibro-sarcome* dans lequel la dégénérescence du ganglion est constituée par des masses blanches, où l'élément embryoplastique domine, où les cloisons sont hypertrophiées et remplies d'éléments fibro-plastiques fusiformes ; 2° le *fibro-adénome*, forme hypertrophique dans laquelle la capsule fibreuse du ganglion est considérablement accrue et contient au centre une masse pulpeuse, comme le contenu d'une loupe ;

4° Le *squirrhe franc* des ganglions dont on n'a vu que deux exemples ;

5° Le *sarcome très mou* qui, histologiquement et microscopiquement, offre les caractères de l'encéphaloïde ancien ;

6° *Le cancer primitif dur.*

Cette classification comprenant toutes les tumeurs ganglionnaires indépendantes de la scrofule, de la tuberculose, de la syphilis, de l'inflammation aiguë ou chronique, renferme évidemment toutes les variétés du lymphadénome admises par la plupart des auteurs. Le manque de renseignements histologiques fait qu'il est difficile de les y retrouver. Cependant, l'hypertrophie folliculaire paraît voisine du lymphadénome vrai de Ranvier, les dégénérescences fibro-plastiques semblent comprendre les variétés dures du lymphosarcome des auteurs allemands, tandis que le sarcome à éléments embryoplastiques se rapproche davantage des formes cellulaires du lymphosarcome. — Quoi qu'il en soit, si ces distinctions sont exactes au point de vue anatomique, il faut bien reconnaître qu'elles trouvent difficilement leur application pratique.

Classification de Bergeron (1872). — M. H. Bergeron (1872), à propos des tumeurs *ganglionnaires* du cou, distingue trois groupes bien définis :

1° Celui des adénites aiguës ;

2° Celui des tumeurs chroniques consécutives ;

3° Celui des tumeurs chroniques primitives qui peuvent se subdiviser en deux autres : les tumeurs liquides et les tumeurs solides.

La classification qu'il propose, bien qu'établie simplement au point de vue diagnostique, étiologique et thérapeutique, est intéressante ; sa place nous paraît marquée ici par les rapprochements qu'elle établit entre les différentes tumeurs ganglionnaires.

Du tableau (page 34) que M. Bergeron a donné nous extrayons la partie suivante qui se rapporte spécialement aux tumeurs ganglionnaires chroniques siégeant au cou et qui peut s'étendre aux tumeurs ganglionnaires en général.

TUMEURS GANGLIONNAIRES DU COU.

- **Chroniques.**
  - **Presque toujours solide, au moins au début; lymphomes.**
    - **Consécutives.**
      - Avec tendance à la suppuration, et consécutives
        - A un état général ordinairement scrofuleux ou tout au moins lymphatique, presque nécessairement aidé par quelque altération locale.
          - État général scrofuleux. — Lymphome scrofuleux.
          - État lymphatique. — Lymphome des sujets lymphatiques.
          - A l'affection morveuse. — Lymphome morveux.
          - A l'affection typhoïde. — Lymphome typhoïde.
        - A un état général, sans altération locale.
          - Syphilis. — Gomme dans un ganglion.
          - Tubercule. — Lymphome tuberculeux.
        - A un état local.................. — Lymphome tuberculeux secondaire.
      - Sans tendance à la suppuration, et consécutives
        - A un état local.................. — Bubon syphilitique indolent.
        - A un état général...
          - Avec altération du sang — Lymphadénome de la leucocythémie.
          - Sans altération du sang — Lymphadénome de l'adénie.
      - Avec tendance à l'ulcération.
        - A un état local..... — Lymphosarcome secondaire ou cancer de voisinage.
    - **Primitives.**
      - Solide, sans tendance à la suppuration ni à l'ulcération..........
        - Lymphosarcome primitif. — Mou. / Dur.
        - Hypertrophie simple.
      - Solide, peut être susceptible de ramollissement................ — Cancer primitif.
      - Solide, avec tendance au ramollissement et à la suppuration..... — Tubercule primitif.
  - **Liquides.**
    - *Variétés rares.*
      - Probablement par dilatation d'une cellule ou d'un vaisseau......... — Kyste ganglionnaire simple.
      - Par dilatation d'un ensemble de vaisseaux lymphatiques......... — Tumeurs érectiles lymphatiques, adénolymphocèles, etc.

On voit d'après cela que, pour M. Bergeron, les lymphadénomes sont des tumeurs consécutives à un état général, n'ont pas de tendance à la suppuration, s'accompagnent ou non d'altération du sang, tandis qu'au contraire les lymphosarcomes sont tantôt consécutifs à un état local avec tendance à l'ulcération et dans ce cas sont secondaires (sarcome lymphatique vrai), tantôt primitifs, constitués alors par une tumeur molle ou dure, sans tendance ni à l'ulcération ni à la suppuration, ce qui permet de les rapprocher de l'hypertrophie simple. Il est intéressant de remarquer que cette classification, malgré ses écarts apparents, se rapproche par beaucoup de points de celle de Virchow.

Demange (1874). — Dans une étude sur la lymphadénie, Demange (1874) essaye de grouper, sous le nom de diathèse lymphatique, toutes les néoplasies lymphatiques, et dans celles-ci il fait entrer, en outre de la leucocythémie et de l'adénie, qui en constituent les formes principales, les lymphadénomes multiples, certaines altérations intestinales, des tumeurs des amygdales, de la peau, les lésions osseuses que les progrès de l'anatomie normale et pathologique ont permis de rapprocher les unes des autres. Les lymphadénomes sont des tumeurs qui se développent aux dépens du tissu conjonctif réticulé. Ce tissu entre dans la structure d'un grand nombre d'organes et forme la base des organes dits hématopoiétiques. Il existe normalement dans le ganglion lymphatique, dans la rate; on le retrouve encore dans les follicules clos de l'intestin, dans la muqueuse gastrique, où Lœven a démontré l'existence de lacunes lymphatiques disposées autour des vaisseaux et des glandes, dans les amygdales, les follicules clos de la base de la langue, le corps thyroïde, le thymus (Boischat), les gaines lymphatiques des petits vaisseaux de l'encéphale (Robin, Hiss), la moelle rouge des os. Mais dans des organes dans la constitution desquels il n'entre pas normalement de tissu réticulé, ce dernier peut se développer de toutes pièces aux dépens du tissu conjonctif interstitiel, et c'est ainsi que se produisent les tumeurs lymphatiques du foie, des reins, des séreuses, de la peau. De là la classification des tumeurs désignées sous le nom de lymphomes, lymphadénomes en deux variétés.

1° Les lymphadénomes hyperplasiques, développés par hyperplasie du tissu lymphatique normal;

2° Les lymphadénomes hétéroplasiques, auxquels doivent être rattachés les noyaux leucémiques (Virchow).

A côté de ce groupe, mais en dehors de lui, on doit ranger les tumeurs formées d'amas de corpuscules lymphatiques, sans trace de réticulum, ainsi que les infarctus de globules blancs trouvés dans le foie, la rate, etc., qui n'ont avec la néoplasie lymphatique qu'une grossière ressemblance.

Nous n'avons pas besoin de faire remarquer combien cette classification est incomplète, bien des variétés anatomiques décrites précédemment et dont l'existence ne paraît pas contestable n'y trouvent pas leur place : c'est ainsi que le lympho-sarcome, ou mieux le lymphadénome sarcomateux, est passé sous silence. Nous n'insisterons pas davantage sur ces points que l'on trouve traités ultérieurement.

Classification de Lancereaux (1875-1877). — M. Lancereaux (*Traité d'anat. pathol.*, 1875-1877) range les tumeurs dans deux grandes classes principales, les unes relevant de l'hypertrophie, les autres de l'hyperplasie. Par *hypertrophie* il faut entendre : « Des anomalies de nutrition caractérisées surtout par des augmentations de volume des parties élémentaires des organes, dont la forme et la structure sont conservées. Les hypertrophies appartiennent aux troubles de la nutrition sur la nature et la délimitation desquels il est le plus difficile de s'entendre. Quant aux *hyperplasies*, ce sont des altérations qui ont pour origine l'activité nutritive exagérée ou déréglée de certains tissus, et pour principal caractère la formation d'éléments histologiques nouveaux. »

M. Lancereaux distingue les hyperplasies en phlegmasiques et néoplasiques. Les lymphomes, qu'il désignait autrefois (1871) sous le nom de lymphadénomes, appartiennent à cette dernière classe.

Le tissu conjonctif réticulé (adénoïde de Hiss) que l'on rencontre :

1° Dans toutes les glandes folliculaires (glandes lymphatiques, rate, amygdale, thymus, follicules de l'estomac et de l'intestin, et dans certaines régions des muqueuses de la langue, du pharynx, du larynx, comme soutien du parenchyme des cellules lymphoïdes) ;

2° Dans l'encéphale ou la moelle épinière (où il compose pour ainsi dire toute la trame) ; dans la rétime, la choroïde et l'iris;

3° Enfin dans certaines glandes, comme substance de protection et d'enveloppe des éléments glandulaires (reins, foie, etc.); ce tissu réticulé peut végéter et donner naissance à des productions, qui constituent une famille anatomo-pathologique des plus naturelles. Elles ont été décrites sous le nom d'adénie, de leucémie, lymphomes, lymphadénomes, gliomes, gliosarcomes, sarcomes globo-cellulaires, lymphadénoïdes, etc., etc.

Les lymphomes ont donc pour caractère d'être constitués par une trame réticulée, au sein de laquelle sont accumulés en plus ou moins grande abondance des éléments lymphoïdes. Lorsque la composition du sang n'est pas sensiblement modifiée, si ce n'est par une diminution générale du nombre des globules rouges, *le lymphone est dit anémique*, et la maladie à laquelle il se rapporte est décrite sous le nom d'*adénie*. Lorsqu'au contraire les globules blancs se trouvent en abondance dans le sang et dans les capillaires, *le lymphome est dit leucémique* et la maladie qu'il a produit est connue sous le nom de *leucémie* ou de *leucocythémie*.

Les lymphomes présentent de nombreuses variétés, qui tiennent, soit à la prédominance d'un de leurs éléments constitutifs, soit à une influence topique. Quelquefois, les éléments sont le siège d'une multiplication luxuriante. Peu à peu, le tissu réticulé est étouffé; il disparaît complètement, et l'organe tout entier se transforme en un amas de cellules lymphatiques. Les vaisseaux se rompent et donnent naissance à des hémorrhagies. La néoplasie est molle et présente les apparences d'une tumeur encéphaloïde. Tels sont les lymphomes anémiques et leucémiques. D'autres fois, la végétation des éléments de la trame, ou tissu trabéculaire, l'emporte sur celle des éléments lymphatiques; la capsule et les cloisons de la glande sont épaissies. Le réseau fin de l'intérieur du follicule devient plus fort et se sclérose par place, en sorte que la glande affectée offre un aspect fibreux ou squirrheux. Et si ce tissu ne se développe pas entièrement et reste à l'état embryonnaire, la tumeur est plus molle et en même temps plus dangereuse. La variété de lymphomes ainsi caractérisée est décrite par quelques auteurs sous le nom de *lymphosarcomes*.

Définitions de MM. Jaccoud et Labadie-Lagrave (1875). — MM. Jaccoud et Labadie-Lagrave (art. LEUCOCYTHÉMIE, 1875) dans leur importante monographie sur la leucocythémie se rallient aux opinions émises par M. Ranvier relativement aux analogies anatomiques que présentent la leucocythémie et l'adénie. Ces deux maladies constituent deux variétés d'une même espèce morbide. Les lésions essentielles y sont les mêmes. Ce sont dans tous les cas des tumeurs reproduisant la structure du tissu adénoïde de His, des néoformations lymphatiques. On peut donc réunir ces deux affections sous la désignation commune *diathèse lymphogène ou lymphadénie*. MM. Jaccoud et Labadie-Lagrave admettent l'existence de six formes principales, suivant la localisation de la lésion initiale :

1° Forme ganglionnaire avec ou sans leucocytose concomitante ;

2° Forme splénique, simple ou combinée à la précédente ;

3° Forme intestinale ;

4° Forme osseuse ou myélogène.

Ces quatre variétés constituent un premier groupe, dans lequel la leucocythémie apparaît d'une manière presque constante, mais à des époques indéterminées.

5° Forme cutanée ;

6° Forme amygdalienne ou pharyngée.

Dans ces deux dernières variétés la leucocythémie est rare ou tout au moins exceptionnelle.

Au point de vue anatomo-pathologique, les tumeurs de la leucocythémie ou de l'adénie reproduisent la structure du tissu adénoïde de His (*lymphadénome de Ranvier*). Il y a lieu d'ailleurs de distinguer les tumeurs provenant de la prolifération du tissu lymphatique sur place, c'est-à-dire dans les viscères où il existe normalement, de celles qui apparaissent par génération hétérotopique, c'est-à-dire dans des organes pourvus d'un système lymphatique plus ou moins riche, mais dans lesquels on ne trouve pas à l'état sain de tissu réticulé. Dans les cas types, on rencontre des tumeurs qui reproduisent le tissu adénoïde normal des follicules des ganglions lymphatiques, c'est-à-dire un tissu conjonctif réticulé, dont les mailles sont remplies de cellules lymphatiques (*lymphadénomes*). Dans d'autres circonstances, le travail de prolifération ou d'hyperplasie porte exclusivement sur les éléments cellulaires ou lymphoïdes, l'enveloppe et le réseau conjonctif intérieur restant intacts (*lympho-sarcomes*). L'anatomie ne saurait dresser une barrière infranchissable entre ces néoplasies reliées entre elles par des types de transition.

En dehors de ces deux groupes pathologiques (*lymphadénomes hyperplastiques*, *lymphadénomes hétéroplastiques*) MM. Jaccoud et Labadie-Lagrave admettent l'existence à titre de variétés :

1° D'un lymphome type, dans lequel les proportions relatives sont conservées;

2° D'un lymphadénome à gros réticulum;

3° D'un lymphadénome à grosses cellules,

auxquels ils ajoutent les infartus de globules blancs et les amas de corpuscules lymphatiques exclusivement propres à la leucocythémie (apoplexies globulaires circonscrites (Ollivier et Ranvier), leucorrhagies diffuses), qui paraissent avoir été décrits par Virchow sous le nom de lymphomes miliaires.

Classification de MM. Le Dentu et Longuet (1876). — MM. Le Dentu et Longuet (1876) acceptent les opinions de MM. Jaccoud et Labadie-Lagrave relativement aux liens qui unissent l'adénie et la leucocythémie. Ils admettent : « qu'une lésion commune, à peu de chose près tout à fait identique dans son essence, relie l'hypertrophie simple des ganglions et la leucocythémie la plus accentuée. » Ils donnent le nom de *lymphomes* à l'hypertrophie ganglionnaire simple, caractérisée histologiquement par la multiplication des corpuscules de la lymphe, puis par une prolifération cellulaire ayant pour siège les cloisons et les tractus fibreux, le tout accompagné de l'épaississement de toute la trame connective de l'organe, les proportions dans la masse relative des divers éléments étant conservées. L'hypertrophie ganglionnaire simple ainsi comprise correspond aux lymphomes durs de Virchow. Le terme de *lymphome* ne doit pas appartenir aux autres augmentations de volume des ganglions (scrofule, syphilis, leucémie). Mais si l'équilibre de proportion entre les éléments cellulaires et la trame conjonctive est rompu, on voit apparaître deux faits cliniques : 1° la multiplicité de siège, 2° la tendance à la généralisation viscérale. Les tumeurs méritent alors le nom de *lymphadénomes*, qu'il s'agisse, soit de ces masses uniques au début, qu'on voit apparaître au cou, dans l'aine, dans l'aisselle, et qu'on ne songe pas encore, à cause de leur localisation, à ranger dans les cas d'adénie proprement dite, soit d'une tuméfaction ganglionnaire considérable de plusieurs groupes, non accompagnée de multiplication de leucocytes du sang (*adénie de Trousseau*), soit enfin de leucocythémie bien accusée, avec tous ses attributs. Dans ces trois cas le tissu morbide est à peu près le même. Il est principalement composé de corpuscules lymphoïdes; il prend l'aspect et la consistance encéphaloïdes, se généralise dans les viscères et amène la mort par cachexie.

Lorsqu'à ces tumeurs s'ajoutent les éléments du sarcome, elles prennent le nom de *lympho-sarcomes*. Mais le lyphome peut se transformer en lymphadénome ou en lympho-sarcome, et s'accroître avec rapidité. C'est du reste là un des caractères qui les différencient des adénites chroniques, en particulier scrofuleuses.

Les lymphomes, lymphadénomes, lympho-sarcomes rentrent dans la catégorie des néoplasmes primitifs ou secondaires de nature généralement maligne qui affectent le système ganglionnaire.

Duplay(1876). — D'après M. Duplay (1876), le ganglion lymphatique se compose de deux éléments associés, l'un cellulaire ou glandulaire, l'autre conjonctif et réticulé. Ces deux éléments, lorsqu'ils s'exagèrent parallèlement, constituent l'hypertrophie vraie du ganglion, à laquelle on doit réserver le nom de *lymphadénome*. Lorsqu'au contraire l'hyperplasie porte sur un seul de ces éléments à l'exception de l'autre, la tumeur devient un *lympho-sarcome;* elle est molle s'il y a prolifération cellulaire, elle est dure si la prolifération porte sur le tissu conjonctif.

Humbert (1878). — M. Humbert (1878) distingue, comme M. Duplay, le lymphadénome simple et le lymphadénome sarcomateux.

1° Le lymphadénome simple (pur ou bénin) comprend : les hypertrophies ganglionnaires vraies, idiopathiques, ainsi que les lymphomes anémiques et leucémiques décrits par M. Lancereaux ;

2° Le lymphadénome sarcomateux (lympho-sarcome, lymphadénome malin) comprend plusieurs variétés :

a. Lymphadénome sarcomateux mou.	Lympho-sarcome mou de Virchow. Lymphadénome à grandes cellules de Ranvier.
b. Lymphadénome sarcomateux dur..	Lympho-sarcome à gros réticulum de Ranvier et Malassez.

Dans cette catégorie de faits, M. Humbert fait rentrer des tumeurs, jusqu'alors décrites comme appartenant au type sarcome, telles que : 1° le sarcome mélanique ; 2° la variété à petites cellules (carcinome desmoïde de Schültze ; 3° le sarcome alvéolaire épithélioïde des ganglions lymphatiques (de Zahn). Le champ du lymphadénome se trouve ainsi considérablement étendu, puisque de l'hypertrophie ganglionnaire vraie, c'est-à-dire de l'hyperplasie simple, il ne s'arrête, en les comprenant, qu'aux formes les plus avérées du sarcome.

Classification de Laboulbène (1879). — D'après M. Laboulbène (1879), les lésions anatomiques rencontrées dans la maladie générale appelée lymphémie, lymphadénie, adénie, s'accompagnant ou non de leucocythémie, doivent être séparées au point de vue anatomique. Elles ne sont pas seulement représentées par l'hypertrophie ganglionnaire simple, mais encore par des lymphadénomes hétéroplastiques, des lympho-sarcomes, des noyaux leucémiques, danslesquels peuvent se produire des hémorrhagies ou des évolutions caséeuses. La distinction entre ces altérations diverses, en y joignant même l'épithélioma ganglionnaire et d'aspect encéphaloïde, est parfois impossible pendant la vie, et même difficile sur les pièces anatomiques. La lésion peut consister simplement dans une hypertrophie ganglionnaire simple, qu'il faut distinguer d'une fausse hypertrophie, que l'on rencontre dans les manifestations ganglionnaires des diathèses scrofuleuses et syphilitiques au début, des myxomes pseudo-hypertrophiques, et des néoplasmes des ganglions. Ces derniers états n'ont, en effet, de l'hypertrophie que l'aspect microscopique et sont en réalité des états atrophiques, car les tumeurs sont alors constituées aux dépens des éléments normaux qui ont disparu.

Les hypertrophies vraies peuvent tenir soit à une *hypertrophie de volume* des éléments anatomiques, état auquel s'applique seul le mot d'*hyperplasie*, soit à *une hypertrophie de nombre* ou *hypergenèse* (Ch. Robin). Dans cette dernière, les éléments constitutifs des ganglions se sont multipliés et n'ont point augmenté de volume.

Les hypertrophies ganglionnaires vraies sont de deux sortes : 1° *dures*, c'est-à-dire fibreuses ; le tissu ganglionnaire est, à la coupe, dense, opaque, fibroïde ; 2° *molles*, c'est-à-dire celluleuses ; ce sont celles qui caractérisent anatomiquement l'adénie.

M. Laboulbène admet que parfois l'altération ganglionnaire dans l'adénie consiste dans un accroissement du réseau trabéculaire, avec multiplication des fibres lamineuses ou conjonctives, entraînant comme conséquence une dégénérescence granuleuse des cellules lymphatiques, tout d'abord devenues, parallèlement aux autres parties constituées du ganglion, plus volumineuses et en même temps plus nombreuses. Il y a donc dans ce dernier fait une pseudo-hypertrophie.

Le lymphadénome et les lympho-sarcomes ont l'apparence de l'hypertrophie ganglionnaire et de l'adénite chronique. Le tissu morbide du lymphadénome appartient à l'hypertrophie hypergénésique, et l'hypergenèse peut atteindre plus spécialement chacune des parties constituant le ganglion. Lorsque, sur une même tumeur ganglionnaire, on rencontre simultanément et le lymphadénome tel qu'il vient d'être décrit et des foyers de noyaux et de cellules embryo-plastiques ou de corps fusiformes, avec ou sans noyaux, on a affaire à une nouvelle variété de lymphadénome (lympho-sarcome des auteurs, adéno-sarcome de Billroth).

Le mot de lymphadénome, comme il semble ressortir des applications diverses qu'il en fait, paraît donc devoir s'appliquer, d'après M. Laboulbène, à toutes les tumeurs lymphatiques développées dans le cours de la lymphadénie. Il y a ainsi des lymphadénomes constitués par une production nouvelle de tissu adénoïde (tissu lamineux réticulé et leucocytes), et des lymphadénomes que l'on trouve plus particulièrement dans le foie et les reins, constitués seulement par une agglomération de petits vaisseaux entourés de globules blancs du sang, sans organisation plus parfaite.

M. Vaillard (1881) trouve que c'est bien à tort que deux genres de tumeurs, qui se développent primitivement dans les ganglions lymphatiques, et appelés l'un *lympho-sarcome* et l'autre *sarcome pur des ganglions*, ont été groupés par la plupart des auteurs sous la désignation commune de tumeurs sarcomateuses ganglionnaires, ce qui semble impliquer que le premier de ces deux genres, constitue une variété intermédiaire entre les hypertrophies ganglionnaires simples et le sarcome vrai. Tout au contraire, le lympho-sarcome ne saurait être considéré que comme une variété du lymphadénome, tandis que le sarcome ganglionnaire est un produit néoplasique qui ne saurait avoir le moindre rapport avec les tumeurs qui, depuis l'hypertrophie simple, jusqu'à ce que l'on a appelé lympho-sarcome, sont la manifestation de la lymphadénie. Le mot lympho-sarcome est un terme malheureusement choisi par Virchow, et qu'on devrait supprimer du langage médical, parce qu'il prête à une regrettable confusion, en attribuant à la tumeur ganglionnaire une nature qu'elle n'a pas.

L'appellation de sarcome doit être réservée aux néoplasies ganglionnaires qui reproduisent le type anatomiquement connu du sarcome.

Histologiquement, ce que l'on appelle lympho-sarcome est (Ranvier et Malassez) une tumeur constituée par du tissu lymphatique et par des éléments regardés comme sarcomateux. Ce qui semble différencier le tissu du lympho-sarcome de celui du lymphadénome pur, c'est la variété et la diversité d'aspect des éléments cellulaires. Le réticulum, les petites cellules, de 4 à 7 μ, contenant trois ou quatre petits noyaux, et d'autres plus nombreuses, plates, polyédriques, d'un volume qui varie entre 15 et 23 μ, possédant des noyaux ovoïdes de 9 μ à un ou plusieurs nucléoles volumineux, se retrouvent en plus dans le lympho-sarcome.

Or, comment la présence de ces corps cellulaires aurait-elle donné à la tumeur une nature sarcomateuse si, comme il ressort des travaux de Malassez (*Soc. anat.*, 1872, p. 66), ces grandes cellules peuvent être considérées comme une modification par hypertrophie des éléments normaux du tissu lymphatique ; et de fait, « elles se retrouvent, avec les mêmes caractères, dans des altérations ganglionnaires absolument dissemblables, mais où l'hyperplasie est en jeu : ainsi dans l'adénite syphilitique. Cornil (*Journal de méd. et de phys.*, 1878) a « décrit des cellules possédant un gros noyau rond, ovoïde, et de grandes cellules polynucléaires; de même, dans l'adénite tuberculeuse, il a rencontré des cellules lymphatiques tuméfiées, à gros noyau ovoïde, bourgeonnant, et de grandes cellules à plusieurs noyaux. »

Voilà donc plusieurs processus hyperplasiques, de nature essentiellement différente, depuis celui de l'adénite simple jusqu'à celui qui caractérise la production à évolution maligne, se généralisant rapidement, récidivant après l'ablation, et déterminant dans les organes des néoplasies similaires, qui tous sont capables d'amener dans les ganglions lymphatiques des modifications identiques dans les éléments cellulaires. Que conclure de là, sinon qu'on ne saurait s'autoriser de la présence de ces éléments dits sarcomateux dans une tumeur ganglionnaire, qui possède d'ailleurs la constitution fondamentale du lymphadénome, pour faire de cette tumeur autre chose qu'une variété de lymphadénome.

M. Vaillard est ainsi conduit à adopter à peu de chose près la classification de M. Malassez.

D'après lui, toutes les tumeurs qui surviennent dans le cours de la lymphadénie (adénie, anémie lymphatique, diathèse lymphogène) sont des lymphadénomes. Il y a lieu d'ailleurs d'en distinguer deux espèces :

1° Le *lymphadénome à type pur*, dans lequel l'hyperplasie porte également sur les divers éléments du ganglion, les proportions du tissu normal étant d'ailleurs conservées ;

2° Le *lymphadénome s'écartant plus ou moins de la structure normale du ganglion*, comprenant deux variétés :

a. *Le lymphadénome à gros réticulum* (*lympho-sarcome dur de Virchow*) ;

b. *Le lymphadénome à grosses cellules* (*lympho-sarcome mou de Virchow*).

En Angleterre et en Italie, la plupart des opinions de l'école française relativement à la constitution histologique des tumeurs de la leucémie et de l'adénie et leur place en anatomie pathologique paraissent avoir été acceptées. C'est du moins ce qui ressort des observations cliniques et microscopiques apportées à la Société pathologique de Londres par MM. Gowers, Turner, Murchison, etc., de 1872 à 1883 et de l'article inséré par M. Lodi dans la *Rivista clinica* de Bologne, en 1880. Ce dernier auteur en particulier croit devoir distinguer les tumeurs lymphatiques en *lymphomes bénins* et *lymphomes malins*. Le premier groupe comprend toutes les tumeurs de la leucémie, depuis les extravasats de globules blancs, tels qu'on les trouve dans le foie et les reins (Ollivier et Ranvier, fév. 1873), jusqu'à celles qui naissent par hyperplasie du tissu adénoïde, ou même, dans certains points où le tissu adénoïde n'existe pas, par prolifération des éléments fertiles du tissu conjonctif.

Les lymphomes malins, que caractérise une structure néoplasique, limitée au follicule dans les glandes lymphatiques, constituée par un tissu fibreux et des cellules plates et fusiformes, lequel tissu dans certains points est disposé en mailles alvéolaires, dans lesquelles sont contenues quelques cellules de différentes grandeurs; dans d'autres points, ce tissu est formé de faisceaux ondulés et de cellules plates en fuseau. Les lymphomes malins comprennent les tumeurs de la pseudo-leucémie et celles que l'on a désignées du nom de lympho-sarcome, lymphadénome sarcomateux. M. Lodi en distingue deux variétés, les formes dures et les formes molles, auxquelles il croit devoir ajouter le sarcome mélanique, le carcinome desmoïde de Schulz et le sarcome épithélioïde alvéolaire de Zahn (On retrouve là la classification de M. Humbert). Il différencie les tumeurs lymphatiques de la leucémie de celles du lymphome malin par les caractères suivants que l'on peut résumer en un tableau :

LEUCÉMIE LYMPHATIQUE.	LYMPHOME MALIN.
1° Dans les glandes on trouve une structure hyperplastique.	1° Véritable forme néoplasique spéciale.
2° Aucune infection des parties contiguës aux follicules.	2° Tout est envahi.
3° Dépôts secondaires des produits des glandes altérées, effectués par l'intermédiaire du courant sanguin.	3° Produits hétéroplastiques ne paraissant pas en rapport avec la circulation.
4° Cliniquement. — Processus lent et insidieux.	4° Cliniquement. — Marche rapide, tumultueuse.

Nous arrêterons là ces analyses, elles nous semblent montrer suffisamment combien la signification du terme lymphadénome a varié, suivant les différents auteurs. Or, il est indispensable, avant d'aller plus loin, d'essayer tout au moins de préciser cette signification : c'est ce que nous nous proposons de faire dans les pages suivantes, en abordant l'étude des lymphadénomes en particulier.

ANATOMIE NORMALE DU GANGLION LYMPHATIQUE.

Avant d'aborder l'histoire anatomique des lymphadénomes en particulier, il est utile de rappeler quelques notions d'anatomie normale sans lesquelles cette histoire serait incompréhensible.

Les termes ici encore ont besoin d'être nettement définis, afin d'éviter la confusion.

Or la structure du ganglion paraît complexe, mais, en réalité, est assez simple. Les pages suivantes empruntées à l'anatomie microscopique de W. Krause (1876), et encore inédites en France, résument bien l'état de nos connaissances sur la matière ; nous avons pensé ne pouvoir mieux faire que de les traduire, et nous les donnons ici à titre de complément des descriptions déjà publiées en France.

1° *Ganglion lymphatique, substance corticale et médullaire.* — « Les ganglions lymphatiques (p. 350) sont situés dans certaines parties déterminées du corps, ordinairement en nombre variable, au sein du tissu cellulo-adipeux, et sont reliées entre eux par des vaisseaux lymphatiques. Ils ont la forme de corpuscules ellipsoïdaux, légèrement aplatis, d'une longueur de 0m,002 à 0m,027. Les petits seuls sont sphériques, et affectent la forme et la grosseur d'un pois ou d'une lentille. Leur couleur est rouge-gris, rouge-brun ou noir ; ils sont durs et lisses, et contiennent des vaisseaux sanguins qui sont grands, proportionnellement aux dimensions de la glande. A l'œil nu ils ne paraissent pas contenir de nerfs, bien que l'on voie souvent un nerf traverser leur substance. L'enveloppe est formée d'une membrane de tissu conjonctif mince et résistante, à l'extérieur de laquelle sont enchevêtrés des vaisseaux lymphatiques et sanguins. Chaque glande lymphatique sert de point de jonction à plusieurs lymphatiques, qui y pénètrent par un côté (*vasa lymphatica afferentia seu inferentia*). »

« Un même vaisseau envoie des rameaux à plusieurs glandes voisines. Ces vaisseaux se ramifient dans l'intérieur des glandes, y forment des nœuds et des replis, dans lesquels ils ont une grosseur de 0m,001 à 0m,002. Ils ressortent des glandes (*vasa lymphatica efferentia*) toujours moins nombreux, mais plus forts que les *vasa lymphatica efferentia*, et ils se dirigent vers le cœur. Seulement, comme ils traversent de nouveau un grand nombre d'autres glandes lymphatiques, leur nombre va sans cesse en diminuant, à mesure qu'on se rapproche du cœur. Ces groupes ganglionnaires, reliés entre eux par de nombreux vaisseaux lymphatiques qui y entrent et qui en ressortent, sont appelés *plexus de vaisseaux lymphatiques* (*Lymphegefassplexus, Saugadergeflechte, plexus lymphatici*). La première dénomination s'applique aussi au long réseau de petits vaisseaux lymphatiques et surtout de vaisseaux plus grands, avant leur entrée dans les ganglions. Les glandes lymphatiques se composent de *substance corticale*, de *substance médullaire* et de *stroma hileux*. La substance corticale est grise ou jaune rougeâtre, molle à la coupe; la substance médullaire, plus rouge, est molle et spongieuse, elle contient un plus grand nombre de vaisseaux sanguins; le tronc hileux est blanchâtre et plus ferme. La substance médullaire ou le stroma hileux pénètre en un point de la surface externe, par une sorte de renfoncement en forme de nombril, fente ou *hilus*, là même où les *vasa efferentia* et les vaisseaux sanguins quittent les glandes, tandis que les vasa *efferentia* pénètrent directement dans la substance corticale. Une coupe longitudinale de la glande a une certaine analogie avec la même coupe des reins; seulement la substance médullaire ganglionnaire, ou le stroma hileux d'une glande lymphatique, sont plus irréguliers. Le hilus correspondrait au bassinet des reins. La substance corticale se compose de follicules lymphatiques, qui font défaut dans la substance médullaire. Cette dernière se montre différemment dans les diverses glandes. Dans les glandes du mésentère, elle est plus abondante et se rapproche de la surface externe, dans le hilus, — tandis que le tissu du stroma hileux se trouve au-dessous et presque tout à fait en dehors de la glande. Dans les glandes axillaires et inguinales, au contraire, la substance médullaire se réduit à une longue bande et le milieu de la glande est en grande partie occupé par le stroma hileux. La capsule ou enveloppe (*tunica fibrosa*) est constituée par des faisceaux de tissu conjonctif, disposés concentriquement, entremêlés avec des fibres musculaires lisses, reconnaissables à leurs noyaux. De cette capsule se détachent, comme dans la rate, des travées fibreuses, des trabécules, et septa, pénétrant dans l'intérieur de la glande, traversant la substance corticale, qu'elles divisent en follicules lymphatiques (*follicule cortical*, *Rindenfolliken nodus cortical*, *Ridenknoten*), follicules des glandes lymphatiques, alvéole, ampoule corticale, globe de la substance corticale (*Kugehn der Rindensubstanz*); ceux-ci ont entièrement la structure du follicule lymphatique solitaire. Un grand nombre d'entre eux sont reliés par des ponts de leur propre tissu (*tissu folliculaire*) et de la même manière, avec les cordons folliculaires de la substance médullaire. En même temps les travées s'anastomosent en forme de réseaux. Dans la substance médullaire, les travées se présentent sous forme de cylindres solides et aplatis, et elles forment un réseau. Pendant que les septa conduisent à travers les follicules des fuseaux de muscles lisses, allant dans le sens de rayons, des groupes de ces fibres musculaires sont disposés circulairement à la limite des substances corticale et médullaire. Les travées de ces dernières substances contiennent aussi des fibres musculaires, mais en plus petit nombre. »

« Les espaces creux laissés libres par ce réseau sont occupés partout par un deuxième réseau qui ne touche en rien celui des travées, mais qui en est au contraire séparé par de longs vaisseaux lymphatiques ayant la forme de cylindres creux. Ce deuxième réseau est constitué par les cordons folliculaires, cordons médullaires, tubes ganglionnaires, tubes médullaires, conduits lymphatiques. Ceux-ci ont une forme cylindrique irrégulière, leur section transversale est moins grande que celle des follicules lymphatiques. Ils s'insèrent soit isolément soit ensemble au centre ou aux pôles latéraux des follicules sphériques, de manière à les relier entre eux. Ces cordons, après un léger parcours, se divisent dichotomiquement et s'anastomosent avec les cordons folliculaires voisins. On voit donc qu'il existe un réseau fermé occupant toute la substance corticale et médullaire. Il est constitué par du tissu conjonctif réticulé, des vaisseaux sanguins et des corpuscules lymphatiques. Les cordons de la substance médullaire se composent de ce même tissu, de même que les follicules lymphatiques. Une section du ganglion lymphatique montre généralement plusieurs rangées de follicules, allant de la circonférence au centre. Ces follicules forment donc plusieurs assises; au-dessous, on trouve des follicules isolés qui s'avancent profondément dans la substance médullaire. Ces follicules paraissent isolés, mais, en réalité, ils sont reliés par des cordons folliculaires dans l'intérieur de cette substance. On peut les considérer comme un diverticulum agrandi des cordons. Les follicules de la périphérie se distinguent en ce qu'ils renferment des espaces plus clairs (vacuoles) du côté de l'enveloppe. Ces vacuoles sont englobées par des réseaux capillaires polygonaux, des corpuscules lymphatiques très resserrés et un réseau inoblastique à mailles assez lâches qui deviennent plus étroites à la périphérie des vacuoles. La masse réunie des follicules et des cordons folliculaires peut être considérée comme le tissu propre des glandes lymphatiques ou comme un parenchyme ganglionnaire des vaisseaux lymphatiques des glandes. »

B. *Stroma hileux.* — « Le *stroma hileux* (tissu du hile) est, comme on l'a dit, développé plus ou moins fortement dans les différentes glandes. Dans le dernier cas, il se compose de forts faisceaux de tissu conjonctif, fusiformes, entrelacés, comprenant entre eux les vaisseaux sanguins, les *vasa efferentia* et des groupes de cellules adipeuses. Les coupes des vaisseaux lymphatiques, après avoir enlevé les cellules, s'y montrent comme des espaces clairs et vides ou comme des fentes.

« En ce qui concerne les vaisseaux sanguins des glandes lymphatiques, l'enveloppe contient de petits vaisseaux artériels qui y forment un réseau capillaire à larges mailles se continuant dans les septa et s'anastomosant avec celui de la substance corticale. La circulation sanguine veineuse se fait donc à travers la glande. Dans le hilus pénètre une petite artère ; dans les glandes lymphatiques plus grandes, il peut s'en trouver plusieurs pénétrant dans plusieurs parties hileuses de leur périphérie. Cette artère se ramifie ; une partie des branches capillaires pénètre dans les trabécules, se divise comme eux, et leurs extrémités arrivent en partie dans les septa de la substance corticale où elles s'anastomosent avec les vaisseaux de l'enveloppe. D'autres branches quittent les trabécules, soit à leur extrémité soit latéralement, traversent les espaces creux qui les entourent (voies lymphatiques, *Lymphahnen*) et arrivent aux cordons folliculaires. Les trabécules, à l'inverse des cordons folliculaires qui forment un ensemble continu dans l'intérieur du ganglion, se terminent çà et là en pointe, rarement un peu arrondis, et s'amincissent. Ils sont réunis latéralement par l'intermédiaire de fibrilles de tissu conjonctif et par des inoblastes qui isolent les vaisseaux sanguins à la manière d'un périthélium. Jamais les vaisseaux capillaires ne relient directement les trabécules et le tissu folliculaire. D'autre part, des branches artérielles pénètrent directement dans les cordons folliculaires, parcourent leurs axes, se ramifient, et dans chaque follicule cortical arrivent quelques artères capillaires venant de l'intérieur, qui y forment le réseau déjà décrit.

« Les veines suivent le même parcours que les artères, mais s'arrêtent au hilus, où elles constituent en partie un épais plexus veineux; elles quittent le hilus ou bien forment une veine centrale relativement forte. »

C. *Voies lymphatiques. Vasa afferentia.* — Les vasa afferentia sont des troncs de vaisseaux lymphatiques. Ils se partagent généralement en dehors de la glande dans laquelle ils pénètrent en grand nombre par différents points de l'enveloppe qu'ils traversent obliquement, et se déversent brusquement dans des fentes lymphatiques ayant la forme d'une écaille (sinus lymphatique, His), espaces creux de l'enveloppe (*Umhüllungsräume* de Frey), conduits lymphatiques qui séparent dans toute sa surface le follicule cortical. Sur une coupe, dans des préparations durcies, ces fentes se présentent comme des anneaux clairs qui, au contraire du sinus lymphatique, enveloppant les follicules de Peyer, sont traversés par des inoblastes tendus en forme de réseau et prenant la direction de rayons. Il en est de même pour les fentes dirigées vers les septa : celles qui sont à la partie périphérique des glandes sont traversées obliquement par de petites poutrelles de tissu conjonctif renfermant des noyaux, lesquelles, de même que les septa et les trabécules dans toute la glande lymphatique, sont recouvertes d'endothélium à noyaux plats. On retrouve également ces noyaux à la surface externe des follicules lymphatiques aux points où s'insèrent des poutrelles plus grosses et ils apparaissent sur une coupe et des préparations durcies et colorées comme une bordure nette pourvue de noyaux longs et aplatis.

« D'ailleurs, la surface externe du follicule n'est constituée que par un épaississement du tissu conjonctif réticulé. La surface externe des cordons folliculaires montre la même particularité, de sorte qu'il n'existe nulle part de communications tangentielles avec les mailles du tissu conjonctif réticulaire.

« Ces fentes lymphatiques, en forme d'écailles rondes, du tissu cortical, pénètrent jusqu'aux surfaces sinueuses des follicules de l'intérieur du ganglion sous forme de cylindres creux (conduits lymphatiques, conduits caverneux), limitées au dehors par le réseau des cordons folliculaires et parcourues dans le sens de leur axe longitudinal par des trabécules recouvertes d'endothélium.

La distinction des voies lymphatiques et des cordons folliculaires se fait comme celle des fentes lymphatiques et des follicules corticaux. Du moins, là encore, au moyen de l'argent (Rizzozero, 1872), on peut voir une couche d'endothélium, mais tandis que les cordons folliculaires et les trabécules renferment des vaisseaux capillaires, les voies lymphatiques du tissu cortical, celles de la substance médullaire en sont dépourvues; l'espace creux entre les trabécules et les cordons folliculaires n'est traversé (si l'on excepte quelques vaisseaux sanguins qui se rendent à ceux-ci) que par un réseau d'inoblastes à noyaux qui relient, comme des rayons en s'anastomosant rarement, les trabécules et les cordons folliculaires.

« Les voies lymphatiques de la substance médullaire s'anastomosent entre elles comme les cordons folliculaires ou les trabécules. »

Vasa efferentia. — Les *vasa efferentia* se réunissent au hilus, en dehors des conduits lymphatiques de la substance médullaire, tandis que les cordons folliculaires forment un réseau fermé, les voies lymphatiques qui les parcourent perdent peu à peu leurs caractères de fentes lymphatiques avec le réseau inoblastique qui les traverse, et se montrent dans le hilus comme un réseau assez épais de vaisseaux lymphatiques courts et gros dont l'endothélium est soutenu par une mince cloison de tissu conjonctif et d'où s'échappent les troncs des vasa efferentia.

« Entre les mailles de ce système de canaux on trouve dans le tissu conjonctif du hilus des cellules grasses et des vaisseaux sanguins qui y entrent; il existe donc dans le stroma hileux un plexus de vaisseaux lymphatiques et sanguins qui, dans certains ganglions et dans certaines parties du corps, se limite au hilus ou qui s'enfonce profondément dans la substance médullaire ou encore se montre très développé en dehors du hilus ganglionnaire. »

« En résumé, les substances corticales et médullaires des ganglions lymphatiques se composent de deux parties : *tissu folliculaire* et *poutrelles de tissu conjonctif*, qui ne se touchent pas, mais sont enchevêtrées et séparées les unes des autres par les voies lymphatiques. Dans la substance corticale les poutrelles ont la forme de septa, le tissu folliculaire se présente sous forme de masses arrondies, les voies lymphatiques sous forme d'espaces circulaires entourant les follicules.

Dans la substance médullaire, les poutrelles et le tissu folliculaire ont la forme de cylindres, les voies lymphatiques se présentent comme des espaces creux et cylindriques qui communiquent avec les fentes lymphatiques des follicules corticaux. La lymphe ou les liquides injectés peuvent donc passer à travers les ganglions lymphatiques. Les voies lymphatiques forment, il est vrai, un réseau qui se ramifie beaucoup, compris entre les *afferentia* et les *efferentia*, chaque ganglion ayant une partie glandulaire (tissu folliculaire en follicules ou en cordons), les voies lymphatiques ne sont pas libres, mais traversées par un fin réseau de tissu conjonctif qui leur donne une constitution très propre à laisser filtrer les liquides.

« On rencontre parfois de petits ganglions lymphatiques non permanents au genou et au coude, de 0^{m},005 à 0^{m},002. Peut-être y en a-t-il aux articulations du métacarpe et des phalanges. »

Quant au follicule lymphatique, qui forme la partie constitutive essentielle du ganglion lymphatique, le même auteur le décrit comme il suit :

2° *Follicule lymphatique.* — Le follicule lymphatique, follicule solitaire, représente le ganglion lymphatique primitif. Examiné sur la conjonctive du porc, il a l'apparence circulaire ou ovale d'un demi à 1 millimètre, plus rarement de un quart de millimètre; des taches plus claires l'entourent d'une sorte d'auréole; au microscope (grossissement moyen), on s'aperçoit que la substance de la bordure se compose de tissu conjonctif; à un grossissement plus faible on s'aperçoit que l'aspect des follicules eux-mêmes provient d'une infinité de corpuscules lymphatiques (1 million peut-être, agglomérés sans ordre).

« Si on fait des coupes, on voit que les follicules ont la forme d'une sphère ou d'un œuf, et que ces follicules arrivent jusqu'aux limites de l'épithélium.

« On voit également qu'un réseau capillaire, avec des mailles polygonales, occupe tout le follicule; des vaisseaux capillaires et artériels partent du bord du réseau, d'autres au contraire courent parallèlement à la périphérie. Les espaces compris entre les mailles de ces capillaires sont remplis d'inoblastes plats, multipolaires, et par leurs prolongements. Ces prolongements des inoblastes s'anastomosent entre eux dans toutes les directions, de telle façon que chaque nœud de ces ramifications ne contient certainement pas un noyau. Ils se relient à d'autres inoblastes et accompagnent ainsi les vaisseaux au lieu de gaines capillaires (*adventitia capillaria*). Ces inoblastes apparaissent très nombreux et très apparents avec une base triangulaire sur la paroi endothéliale des vaisseaux capillaires.

« Les espaces compris entre les vaisseaux et les lacunes du tissu conjonctif sont remplis par des corpuscules lymphatiques, avec très peu de suc lymphatique, et en somme, dans chaque maille il n'y a qu'un petit nombre de corpuscules; ceux-ci n'offrent aucune différence avec ceux des vaisseaux lymphatiques. La substance propre que l'on trouve ainsi entre les vaisseaux sanguins, dans le tissu conjonctif réticulé, de même aussi que dans le tissu complexe, peut être appelée *tissu folliculaire*, ou substance conglomérée. Quoi qu'il en soit, on peut supposer qu'elle résulte d'une infiltration colossale et de l'arrivée de corpuscules lymphatiques, ou encore la considérer comme une grande quantité de lymphe développée autour de nombreux vaisseaux sanguins.

« Dans les préparations à l'acide chromique et au pinceau avec des grossissements faibles, les mailles du tissu conjonctif qui bordent le follicule se montrent non continues, mais traversées par des fissures et par de petits trousseaux de tissu conjonctif, qui viennent du dehors, et conduisent vers le follicule les vaisseaux sanguins en prenant une direction oblique.

« Entre les mailles que nous venons de signaler et la muqueuse environnante, dans les préparations au pinceau, il reste un espace vide, ayant la forme d'un disque arrondi et qui n'est autre chose qu'une ou plusieurs fentes lymphatiques avec ses inoblastes.

« Si on injecte les vaisseaux lymphatiques de la muqueuse, il se produit à la périphérie du follicule une sorte de condensation de la matière à injection, qui englobe les canaux capillaires lymphatiques, les fentes lymphatiques et les sinus lymphatiques.

« La surface extérieure circulaire du follicule est entourée et parcourue par des vaisseaux lymphatiques qui ont une direction soit oblique, plus souvent tangentielle à la surface folliculaire, excepté au sommet, qui est dirigé du côté de la surface libre de la muqueuse.

« Si maintenant on injecte cet espace creux, ayant la forme d'un disque arrondi, qui entoure le follicule, alors les ouvertures de communication, comme le contenu du follicule est incompressible, sont resserrées à la façon de soupapes, et la masse de l'injection est empêchée d'entrer dans l'intérieur du follicule. Ceci montre (abstraction faite du remplissage du follicule par des corpuscules lymphatiques) combien il est difficile et souvent impossible de bien injecter les espaces creux du follicule par l'intermédiaire des vaisseaux lymphatiques; d'une manière naturelle, ils sont infiltrés de chyle dans l'intestin en digestion (Bruke, 1855; Kolliker, 1859; Krause, 1861).

« De plus, dans les préparations colorées, il arrive que les rangées de corpuscules lymphatiques dont les noyaux colorés se trouvent exactement parallèles au parcours des vaisseaux lymphatiques injectés arrivent contre le follicule et s'ajoutent en les continuant aux cellules de celui-ci.

« S'il est facile de trouver en des points précis les follicules lymphatiques chez des animaux bien nourris et pendant la digestion et de rendre visible ce qui vient d'être dit, il est très difficile de faire cela dans les circonstances opposées.

« Les hommes amaigris par des maladies chroniques ou par des privations, tels que ceux qui arrivent dans des amphithéâtres soit des hôpitaux, soit des prisons, sont peu aptes à ces recherches ; on trouve même souvent les follicules réunis ensemble, en partie vides, et alors leurs limites sont très difficiles à reconnaître d'avec le tissu conjonctif environnant; encore bien moins lorsque, comme cela se présente quelquefois avec des conditions normales de nutrition chez les mammifères, ce tissu conjonctif est fortement infiltré de corpuscules lymphatiques, c'est ce qui a fait considérer les follicules avec la substance infiltrante qui les entoure comme de la substance glandulaire conglomérée, et d'autre part c'est ce qui a fait considérer chaque infiltration lymphatique, c'est-à-dire, chaque amas de corpuscules lymphatiques trouvé dans le tissu conjonctif, comme une production d'un tissu à réseau ayant la même apparence que le tissu folliculaire, *tissu lymphadénoïde cytogène*, *tissu conjonctif réticulé*.

« Il faut distinguer plusieurs cas, et ces formations qui ont une apparence commune comportent des circonstances différentes.

« 1° Il s'agit de tissu conjonctif en réseau dont les mailles sont infiltrées de corpuscules lymphatiques, comme cela se présente chez les animaux, dans les membranes de l'intestin, dans la base desquelles les follicules s'enfoncent directement et sont limités d'une façon indéterminée.

« 2° Ou bien c'est un tissu lymphadénoïde (dans toute la membrane intestinale), ce qui montre que les prolongements des corps inoblastiques (*Inoblastenkörper*) sont très fins et très longs.

« 3° Ou bien il y a des cellules mobiles plus ou moins nombreuses dans de petits canaux de suc, ce qui laisserait peu de prise pour les confondre avec l'aspect des follicules du tissu conjonctif habituel; ceci se présente surtout chez les individus bien nourris et les animaux gras; un pareil tissu conjonctif est habituellement nommé tissu lymphadénoïde.

« 4° Enfin, les corpuscules lymphatiques, les réseaux capillaires lymphatiques et les voies lymphatiques surtout peuvent être pris pour une infiltration lymphatique diffuse, puisque les corpuscules lymphatiques ne deviennent visibles qu'après injection ou traitement à l'argent. Sans ce traitement ils se montrent sous forme de corpuscules lymphatiques plus ou moins nombreux, isolés, dont les noyaux sont colorés au moyen d'une teinture.

« Dans les deux derniers cas (3 et 4), la substance qui sert de substratum consiste en trousseaux fibrillaires de tissu conjonctif avec des fuseaux fins et élastiques. Ceci se voit dans les préparations à l'acide chromique et au pinceau.

« D'après ce qui précède, l'apparence d'une infiltration lymphatique peut être obtenue non seulement au moyen du tissu conjonctif en réseau, mais aussi par du tissu conjonctif lymphadénoïde, et même aussi par certaines voies lymphatiques naturellement injectées. Très souvent les trois choses se rencontrent ensemble. On a pris du tissu conjonctif en réseau pour du tissu lymphadénoïde et alors on l'a considéré comme une substance conglomérée, d'autre part on a pris des vaisseaux lymphatiques à moitié remplis pour du tissu conjonctif lymphadénoïde, enfin les canaux du tissu lymphadénoïde contenant du suc et des cellules mobiles ont été pris pour un tissu en réseau et considérés comme tissu adénoïde.

« Quel que soit l'endroit où les follicules lymphatiques apparaissent, leur structure et leurs rapports avec les vaisseaux sanguins et lymphatiques sont toujours les mêmes, mais leur volume et leur groupement sont variables. On peut distinguer des follicules isolés et des groupes de follicules. Il est à remarquer que, dans le voisinage des groupes, il y a habituellement quelques follicules solitaires. Quant à leur disposition dans la muqueuse, on peut s'en rendre compte facilement par l'immersion dans l'acide acétique à 3 p. 100 (Krause, 1860), puisque les follicules sont assez grands pour être vus à l'œil nu, comme des points blancs, dans le tissu conjonctif. Cette couleur blanchâtre est due aux noyaux nombreux, tassés et encore visibles des corpuscules lymphatiques. Il faut alors une immersion dans la soude par laquelle les noyaux sont détruits ou bien deviennent très pâles pour empêcher la confusion avec des glandes acineuses. Les variations dans le nombre des follicules solitaires, dans certains endroits, et chez certains individus, s'expliquent suffisamment par certaines circonstances et surtout par l'alimentation. On en trouve, à ce qu'il semble, dans toutes les muqueuses (muqueuses du gros intestin et de l'intestin grêle, conjonctive (Krause, 1860), muqueuse des cavités du tympan, de la base de la langue, du pharynx, du larynx, des canaux aériens, de l'œsophage, de l'estomac, du côlon et du rectum. Ils sont très serrés dans le processus vermiforme, quelquefois on en trouve dans la vessie, toujours dans la muqueuse vaginale du porc (Krause, 1861). Leur variété ou même leur absence absolue dans les muqueuses de la vessie et des organes sexuels, à l'exception de ce qui vient d'être dit, est un curieux factum physiologique.

« Les membranes séreuses paraissent aussi contenir des follicules lymphatiques; il y a rarement des amas de corpuscules lymphatiques dans la plèvre, et lorsqu'il y en a, ces amas sont analogues à ceux que l'on rencontre dans le grand épiploon (Kolliker, 1867).

« Ces follicules solitaires sont en partie isolés, en partie réunis en petits groupes sur la surface de la muqueuse. Ces groupes, très rares chez l'homme, forment les plaques de Peyer, qui ne sont que des groupes plus grands de follicules lymphatiques qui se sont étendus en surface. Chez les animaux, ils apparaissent dans la muqueuse de la conjonctive comme des plaques de Bruch. Si on se représente une plaque de Peyer, dont le centre serait plus profondément déprimé, on a l'image d'une glande de la base de la langue. Plusieurs de ces glandes réunies donnent l'image de la tonsille. Les follicules lymphatiques isolés n'ont été rencontrés dans l'intérieur des organes que dans la rate et sont connus sous le nom de follicules de la rate. Ils présentent ceci de particulier, qu'ils entourent les artères, comme des gaînes lymphatiques très fortes.

« Le thymus, au contraire, est une agglomération colossale de follicules lymphatiques très resserrés et la substance corticale des ganglions lymphatiques en est constituée ; il s'en suit qu'un très grand nombre d'organes sont composés de ces petites glandes lymphatiques primitives. »

B. *Lymphadénomes en particulier.* — 1° *Lymphadénomes ganglionnaires.* — A l'état pathologique, les altérations qui affectent le ganglion lymphatique dans le cours de la lymphadénie peuvent servir de type aux lésions que l'on rencontre dans les différents points de l'organisme. Celles-ci d'ailleurs sont tantôt primitives, tantôt, au contraire, consécutives à une extension ou à une généralisation de la maladie. Dans ce dernier cas, lorsque le lymphadénome se développait dans un point où normalement il n'existait pas de tissu adénoïde, il était appelé hétéro-lymphadénome. La distinction entre ces deux variétés, *lymphadénomes*, *hétéro-lymphadénomes*, ne semble plus suffisamment justifiée pour être admise davantage. L'existence du tissu conjonctif réticulé dans la trame de presque tous les organes, ses rapports histogéniques avec le tissu conjonctif auquel il est généralement associé, d'autre part l'existence des follicules lymphatiques, dans un grand nombre de points où se développe le lymphadénome, permettent d'expliquer suffisamment le siège de ces néoplasmes sans qu'il soit nécessaire de faire intervenir un processus nouveau.

Les lymphadénomes ganglionnaires sont de beaucoup les plus fréquents ; sur une série de 170 cas que nous avons analysés, 111 fois ils ont marqué le début de la maladie. On peut, au point de vue anatomique, ramener les lymphadénomes ganglionnaires à un certain nombre de genres, d'espèces ou de variétés, si l'on prend comme point de départ de la classification les rapports normaux ou anormaux des différentes parties constituantes entre elles, ainsi que l'ont fait quelques auteurs (Malassez, Lancereaux, Langhans, etc.) ; nous décrirons ainsi : des *lymphadénomes réguliers*, et des *lymphadénomes irréguliers*.

1° *Les lymphadénomes à type régulier* (Ranvier, Malassez). — Ce sont ceux dans lesquels le processus hyperplasique ou hypertrophique porte simultanément sur toutes les parties constitutives de la glande, tout en conservant entre elles les rapports normaux.

Ce premier genre ne comprend qu'une espèce : le *lymphadénome hyperplasique* (synonymes : lymphomes simples, hyperplasiques de Virchow, lympho-sarcome local à forme hyperplastique de Langhans, lymphadénome à type pur de MM. Malassez et Ranvier, hypertrophie simple (Bergeron), lymphadénome hyperplasique de Demange, hypertrophie des follicules clos (Verneuil), lymphadénome type de Jaccoud et Labadie-Lagrave, lymphome de MM. Le Dentu et Longuet, lymphadénome simple de M. Humbert, lymphadénome hyperplasique infectieux de Cohnheim, ou lymphome proprement dit.

2° *Les lymphadénomes à type irrégulier.* — Ce sont ceux dans lesquels l'hyperplasie porte plus spécialement sur l'une quelconque des parties constitutives de la glande (cellules lymphatiques, réticulum, trabécules et septa conjonctifs), détruisant ainsi les rapports qui existent normalement entre ces diverses parties. Ce genre comprend plusieurs espèces :

A. *Les lymphadénomes à prédominance cellulaire*, parmi lesquels il faut distinguer deux variétés. Dans une première variété, la trame conjonctive et le tissu réticulé restant sensiblement normaux, les mailles du réticulum sont distendues et encombrées de petites cellules (de 7mm à 10μμ), au milieu desquelles on rencontre quelques rares éléments cellulaires plus grands, d'apparence variée, parfois multinucléaires. A cette variété il convient de donner le nom de :

1° *Lymphadénome à petites cellules.* — Il est assez fréquent dans la leucémie (*lymphome leucémique ganglionnaire* de Virchow), lymphosarcome généralisé à formes molles (Langhans), sarcome globocellulaire lymphadénoïde (Rindsfleich), lymphome malin à forme molle (Winiwarter), lympho-sarcome primitif mou (Bergeron), lymphadénome sarcomateux mou (Humbert), carcinome dermoïde (Schultze), hypertrophie ganglionnaire vraie (*forme molle*).

A cette variété, on peut rattacher les tumeurs qui, sous le nom de *lymphomes leucémiques trabéculaires et miliaires du foie et des reins* (Virchow) et apoplexies blanches, extravasats leucocytiques, leucorrhagie, lymphomes leucémiques (Ollivier et Ranvier, Damaschino, Demange, Jaccoud et Labadie-Lagrave, Potain, Lancereaux, Greenfield, etc.), ont été signalées dans le cours de la leucocythémie et ont été longtemps crues des lésions spéciales à cette affection. Déjà MM. Olivier et Ranvier croyaient possible la transformation de ces tumeurs en lymphadénomes vrais ; des observations plus récentes ont démontré qu'en l'absence de toute altération du sang, c'est-à-dire dans les cas de lymphadénie sans leucocythénie, on pouvait retrouver dans certains organes (peau, foie, reins, cœur, plèvres, diaphragme, muqueuse stomacale, etc.) des tumeurs analogues, caractérisées par une agglomération, autour des vaisseaux, de cellules arrondies semblables aux cellules lymphatiques, contenues dans les mailles d'un réticulum très peu abondant, constitué parfois par du tissu adénoïde, mais le plus souvent par les fibres dissociées du tissu conjonctif. Ces tumeurs peuvent être considérées comme un lymphadénome à l'état d'ébauche et, à ce titre, doivent être décrites à côté des lymphadénomes à prédominance de petites cellules.

2° *Lymphadénomes à grosses cellules.* — Cette variété ne diffère de la précédente que par la plus grande abondance des grandes cellules, qui la fait ressembler au sarcome. Celles-ci, de 10 à 23 μ, affectent des formes différentes, tantôt fusiformes, tantôt plates ou polyédriques, tantôt plus ou moins arrondies et volumineuses, tantôt enfin ayant une véritable apparence muqueuse. C'est ce qui explique pourquoi ces tumeurs ont été désignées sous les noms de *lympho-sarcomes* (Virchow), adéno-sarcome (Billroth), lympho-sarcome malin mou (Langhans), sarcome globo-cellulaire lymphadénoïde, muqueux ou myxomateux (Rindfleisch), gliomes, gliosarcomes, lymphomes anémiques (Lancereaux), lymphadénomes à grosses cellules (Ranvier et Malassez, Jaccoud et Labadie-Lagrave, Vaillard), lymphadénome sarcomateux à grandes cellules (Humbert, Lodi), lymphome malin à forme molle (Winiwarter).

La deuxième espèce du lymphadénome irrégulier est :

B. *Le lymphadénome à prédominance de réticulum.* — Dans cette espèce les différentes parties constitutives de la glande restant sensiblement normales, le tissu conjonctif réticulé s'accroît soit par hypertrophie, soit par hyperplasie. Les tumeurs sont alors véritablement caractérisées par ce tissu même, qu'il est facile de mettre en évidence à l'aide du pinceau sur des coupes convenablement orientées. Cette espèce, décrite pour la première fois par MM. Ranvier et Malassez, a été désignée sous le nom de lymphadénome à gros réticulum de MM. Ranvier et Malassez, Jaccoud et Labadie-Lagrave), lymphadénome sarcomateux dur (Humbert), lympho-sarcome hyperplasique à forme indurative (Langhans).

La troisième espèce comprend les

C. *Lymphadénomes à prédominance fibreuse.* — Dans certaines circonstances qu'il est difficile de préciser la végétation des éléments de la trame (capsule, trabécules et septa) l'emporte de beaucoup sur celle des éléments lymphatiques. Le ganglion prend un aspect général fibreux, qui l'a fait comparer par certains auteurs aux corps fibreux de l'utérus. Cette apparence fibreuse s'observe également comme une transformation des éléments du tissu adénoïde qui se sclérose par place, ne circonscrivant plus que des mailles très étroites où trouvent difficilement place un petit nombre de cellules lymphatiques. Cette variété, décrite par la plupart des auteurs comme appartenant réellement à l'adénie ou à la leucocythémie, se rapproche des inflammations chroniques ganglionnaires. Elle s'en distingue par un caractère qui lui est ajouté et lui est commun avec les tumeurs précédemment décrites (*Infectiosité*). Elle s'en distingue également par une évolution différente sur laquelle nous reviendrons à propos du diagnostic différentiel. Cette variété a reçu les noms de :

Lymphome simple hyperplasique dur (Virchow), lympho-sarcome dur (Virchow), lympho-sarcome malin ou métastatique dur (Langhans), sarcome globo-cellulaire à forme fibreuse (Rindsfleisch), lymphome malin dur (Winiwarter), dégénérescence fibro-plastique des ganglions (Verneuil), tumeur pseudo-hypertrophique ganglionnaire de l'adénie (Laboulbène).

Cette classification condense en les complétant les classifications antérieures, mais elle ne saurait avoir d'autre valeur que celle que l'on attribue aux classifications en général. En effet, dans les cas particuliers, les variétés se mêlent et s'enchevêtrent. C'est ainsi que dans le cours d'une lymphadénie typique, à côté des lymphadénomes réguliers, c'est-à-dire des *lymphomes hyperplasiques simples*, on rencontre des *lymphadénomes irréguliers*, les uns à prédominance cellulaire, les autres à prédominance de réticluum, d'autres enfin d'aspect fibroïde.

Cette simultanéité de formes que rien ne saurait faire prévoir est bien faite pour dérouter les anatomistes, d'autant qu'elle peut coexister dans un même organe. C'est ainsi, par exemple, que Virchow, et plus tard Billroth, ont signalé, dans la rate en particulier, la coexistence des formes molles et des formes dures. C'est ainsi que MM. Ollivier et Ranvier ont pu admettre la transformation des extravasats leucocytiques en lymphadénomes et que MM. Le Dentu et Longuet ont été en droit d'établir les transformations du lymphome en lymphadénomes et en lympho-sarcomes.

Cette complexité anatomique rend impossible, ou tout au moins très difficile, la classification des observations d'après leurs analogies anatomiques. Il résulte que toute classification de cette nature sera toujours passible d'objections et susceptible de critique, suivant que l'on considérera plus particulièrement telle ou telle localisation du lymphadénome.

Comme exemples se rapprochant des types que nous venons de décrire, nous rangerons dans la première espèce, c'est-à-dire dans les lymphadénomes à type régulier, hyperplasiques, les observations de MM. Squerre et Payne (1872), Bourdon (1872), Valtat (1872), Fouillout (1873), Sokel (1873), Lawrence (1873), Taylor (1874), Lediard (1880), etc., etc. Les lymphadénomes à type irrégulier avec prédominance cellulaire se retrouvent dans les observations de Whipham (1872), Tay (1872), Moxon (1873), Clark (1874), etc.

Les lymphadénomes à prédominance de réticulum ont été démontrés par MM. Ranvier et Malassez (1872). Enfin, les lymphadénomes à prédominance fibreuse se retrouvent dans les observations de MM. Verneuil (1872), Cauchois (1872), Béranger (1880) et de Greenfield (1878), etc.

Fréquence relative des lymphadénomes ganglionnaires. — Tous les ganglions ne sont pas atteints avec le même degré de fréquence : c'est ainsi, par exemple, que sur 111 cas dans lesquels la lésion ganglionnaire paraît avoir marqué le début de la maladie,

63 fois les ganglions du cou furent les premiers atteints;

10 fois ceux des aisselles ;

16 fois ceux des aines ;

11 fois ceux de l'abdomen, du mésentère, etc.

11 fois ceux du thorax et du médiastin.

Mais les groupes ganglionnaires peuvent être atteints secondairement, soit par extension directe de la maladie, soit par généralisation à distance. A ce point de vue, les observations que nous avons rassemblées nous fournissent les chiffres suivants :

47 fois les tumeurs ganglionnaires du cou étaient secondaires;
34 fois celles des aisselles;
25 fois celles des aines;
32 fois celles du médiastin et du thorax;
4 fois celles des ganglions prévertébraux;
31 fois celles des ganglions mésentériques et abdominaux;
14 fois des ganglions lombo-iliaques;
5 fois des ganglions épitrochléens;
1 fois des ganglions du creux poplité.

Si on compare ces chiffres aux précédents, on voit que les lymphadénomes ganglionnaires du cou sont de beaucoup les plus fréquents et, dans la majorité des cas, constituent la première manifestation de la maladie; qu'au contraire les autres tumeurs ganglionnaires des aisselles, des aines, du thorax, de l'abdomen, etc., sont le plus souvent consécutives à une généralisation de la maladie.

Siège du lymphadénome. — En dehors des ganglions lymphatiques, les lymphadénomes siègent dans les points les plus divers de l'économie; d'après notre relevé d'observations, il n'existe presque pas de partie du corps où ils ne puissent se développer. On en a trouvé en effet dans la rate, le foie, les reins, le pancréas, les amygdales, le testicule, les follicules de la base de la langue, le corps thyroïde, la mamelle, les glandes lacrymales, les capsules surrénales, dans les plèves, le péricarde, le péritoine, l'épiploon, les séreuses périoculaires, dans les membranes du cerveau, du canal médullaire, dans la peau, les muscles, les os, le tissu cellulaire sous-cutané, intra-abdominal ou pelvien, dans l'épaisseur des muqueuses du nez, du pharynx, etc., l'estomac, le gros et le petit intestin. Quelques-unes de ces localisations paraissent jusqu'à présent plus spécialement secondaires, ainsi que nous allons le voir.

Lymphadénomes de la rate. — Les lymphadénomes de la rate se rencontrent 33 fois sur 170 observations. Sur ces 33 cas, dans 7 observations le lymphadénome splénique paraît avoir été primitif, tandis que dans les 26 autres il était consécutif à une généralisation. Sur ces 7 observations, la leucocythémie est signalée 4 fois.

Les lymphadénomes de la rate présentent des structures analogues à celles que l'on rencontre dans les ganglions lymphatiques. D'après M. Gowers (1878), sur 97 cas de lymphadénie on rencontrerait dans 19 cas une hypertrophie simple sans productions lymphatiques visibles, dans 59 cas la rate contiendrait des tumeurs distinctes, et dans 19 cas le volume et la structure de cet organe resteraient normaux.

D'après cette statistique, les lésions de la rate dans le cours de la lymphadénose seraient extrêmement fréquentes (80 p. 100) ; au contraire, d'après la série de faits que nous avons analysée, cette fréquence serait beaucoup moindre (19 p. 100).

Au point de vue anatomique ces 33 cas se décomposent comme il suit :

Hypertrophie hyperplasique, 3 cas (9 p. 100).

Lymphadénomes à formes cellulaires, 21 cas (63 p. 100).

— à prédominance de tissu fibreux, 9 cas (27 p. 100).

La forme hyperplasique a été décrite comme appartenant à la leucocythémie. M. Isambert écrit (p. 300) : « Au microscope le tissu de la rate présente tout d'abord les caractères d'une hypertrophie simple beaucoup plus analogue à l'hypertrophie de la fièvre intermittente qu'à l'infiltration inflammatoire qu'on observe dans les affections typhoïdes. Cette dernière se voit quelquefois à la période terminale, mais au début on constate seulement une hyperplasie avec induration des éléments normaux de la rate, qui porte sur la trame fibreuse et les glomérules de Malpighi ». Cette forme se rencontre également dans la lymphadénie (Choiseau, 1882). Dans d'autres circonstances le développement hyperplasique porte plus spécialement sur les follicules. La rate se présente alors parsemée d'îlots blanchâtres, souvent réunis ensemble et dont le volume varie d'un grain de millet à celui d'un petit œuf. Ces follicules, après durcissement et lavage au pinceau, laissent à découvert un stroma réticulé très manifeste (Ollivier et Ranvier).

Les cellules contenues dans ce stroma sont parfois si nombreuses que le réticulum n'apparaît qu'après le lavage au pinceau (Moxon). Elles ont tantôt les apparences des cellules lymphatiques, tantôt, au contraire, elles sont plus volumineuses et contiennent un gros noyau à plusieurs nucléoles (Moxon).

D'après Cornil et Ranvier, les trabécules du réticulum sont presque partout épaissies. Parfois les lésions rencontrées dans la rate, dans le cours de la lymphadénie, peuvent être rapprochées des inflammations chroniques des ganglions lymphatiques.

Billroth (Virchow's *Archiv*) a vu l'altération consister en « un développement considérable du tissu fibreux qui formait comme un véritable stroma carcinomateux. Les globules de la lymphe étaient en partie remplacés par des cellules plus grandes, à noyaux multiples. En d'autres points le tissu était fibreux et semblable à du tissu cicatriciel. » Greenfield (1878) a décrit devant la Société pathologique de Londres des altérations de la rate caractérisées par un développement excessif d'une néoproduction de tissu adénoïde commençant dans le tissu lymphatique de l'organe, ayant une grande tendance à la transformation fibreuse. La rate est alors traversée par des bandes épaisses, irrégulières, de tissu fibreux, qui ressemblent à des sections tendineuses. Sur leurs bords, ces bandes présentent souvent du pigment et, dans les petits espaces laissés entre eux, on voit des cellules de dimension variable réunies ensemble, et çà et là quelques petites taches de pulpe splénique intacte. A l'œil nu, on trouve çà et là de petits dépôts jaunâtres d'apparence graisseuse; à un faible grossissement, ces petites masses paraissent arrondies ou allongées. Le centre en est occupé par une artère entourée de tissu fibreux amorphe et sur les bords par des cellules.

Le développement périvasculaire des lymphadénomes de la rate a été signalé également par M. Gowers, qui admet que les tumeurs sont périartérielles. Cette disposition trouve sa raison d'être dans la structure anatomique normale de la rate dont les corpuscules sont de véritables follicules lymphatiques, qui au lieu d'être réunis en une couche corticale sont disséminés le long des ramifications artérielles (Krausse, 1876); au point de bifurcation des fines branches vasculaires, la gaîne externe des vaisseaux se transforme en tissu lymphatique qui se renfle par place et forme ainsi les corpuscules qui baignent dans la pulpe splénique (Demange).

On trouve également dans la rate des infarctus blanchâtres, constitués presque entièrement par des globules blancs dont la véritable origine a été mise en évidence par les recherches de MM. Ollivier et Ranvier (1866).

Toutes ces variétés du lymphadénome peuvent se combiner entre elles et, à côté de l'hyperplasie simple, on rencontre souvent les formes cellulaires ou fibreuses dans des proportions très variables.

Dans les cas qui s'accompagnent de leucocythémie, les capillaires sont remplis et distendus par des globules blancs (Cornil et Ranvier).

Lymphadénomes du foie. — Les lésions du foie, pendant le cours de la lymphadénose, ont été rencontrées trente-trois fois sur cent soixante-dix cas. Sur ces trente-trois cas, dix fois on a noté la coexistence de la leucocythémie. La leucocythémie paraîtrait compliquer le lymphadénome du foie dans environ le tiers des cas. Dans une seule observation le lymphadénome du foie semble avoir été primitif (Humphays, 1878). Dans toutes les autres observations, au contraire, il était secondaire.

L'hypertrophie simple du foie accompagne fréquemment la lymphadénie. Nous la trouvons notée dans les neuf observations de Perrin (1870), Desnos et Barrié (1875), Garnier et Ledouble (1875), Claudot (1876), Pauffard (1876), Chauvel (1877), Turner (1878), Béranger (1880), Chantemesse (1882). Ce fait avait déjà été signalé par MM. Cornil et Ranvier qui disent avoir rencontré fréquemment dans l'adénie une hypertrophie notable du foie, liée à une congestion avec dilatation des vaisseaux. Ceux-ci sont remplis de globules rouges au milieu desquels on distingue quelques globules blancs.

L'hypertrophie simple se rencontre également dans les cas de lymphadénie compliquée de leucocythémie. Les vaisseaux capillaires hépatiques sont alors gorgés de globules blancs qui peuvent sortir avec ou sans déchirure de la tunique et se répandre entre les éléments propres de la glande. Cette lésion a été bien étudiée par MM. Ollivier et Ranvier qui lui ont donné le nom d'apoplexie blanche. Ces productions d'origine apoplectique peuvent devenir le centre de néoformations adénoïdes. C'est du moins l'opinion qu'émettaient MM. Ollivier et Ranvier et à laquelle M. Kelsch (1875) a apporté la sanction d'un fait nouveau histologiquement étudié. Mais ces formes d'apparence leucorrhagique paraissent pouvoir exister indépendamment de la leucocythémie.

M. Laugé, en 1872, dans une observation d'ostéo-sarcome de l'épaule avec métastase pulmonaire, affectant la forme du sarcome globo-cellulaire lymphadénoïde de Rindfleisch, et qui vraisemblablement n'était autre qu'un lymphadénome à prédominance de petites cellules, a décrit dans le foie une lésion se présentant sous l'apparence de « petites nodosités néoplasiques simulant de petits abcès, constituées anatomiquement par une agglomération de petites cellules toutes égales, de la grosseur des globules du pus, munies d'un noyau très accentué et d'un ou plusieurs nucléoles, sans stroma ».

Le plus souvent les lymphadénomes du foie se présentent sous forme de petites nodosités, constituées par un stroma réticulé, plus ou moins abondant, infiltré de cellules lymphatiques. Ces néoformations lymphatiques semblent prendre leur point de départ autour des canaux portes (Wunderlich), tantôt autour des lobules, tantôt, au contraire, pénétrant dans l'intérieur même du lobule. Cette extension au lobule paraît se faire le long des voies capillaires; au voisinage des nodules de nouvelle formation, les noyaux des capillaires sont remarquablement gonflés, formant des masses de protoplasma qui en bouchent presque complètement la lumière. D'autre part les cellules hépatiques préparées comme de coutume sont devenues vasculaires; mais il n'y a pas de preuve de leur transformation en tissu de nouvelle formation (Greenfield).

On peut donc rencontrer dans le foie des nodules constitués simplement par des cellules lymphatiques avec ou sans stroma réticulé, plongés au sein même de l'organe, ou encore des nodules nettement circonscrits, contenant les mêmes éléments histologiques, au pourtour desquels le tissu conjonctif est notablement épaissi de façon à former une véritable capsule (Castiaux).

Lorsque le lymphadénome se présente sous forme de traînées (forme infiltrante) la capsule fait défaut. On trouve le tissu réticulé accompagnant souvent un rameau vasculaire qu'il englobe, se perdant dans le tissu sain, où il envoie des prolongements, qui se réunissent quelquefois pour enfermer des groupes de cellules hépatiques devenues granulo-graisseuses (Castiaux). Wilks a signalé dans l'anémie lymphatique la dégénérescence amyloïde du foie (*lardaceous*). Cette dégénérescence a été retrouvée par Rœttcher dans un cas de leucocythémie. MM. Cornil et Ranvier disent n'avoir observé que la dégénérescence granulo-graisseuse.

Lymphadénomes des reins. — Nous trouvons signalé, dans la série de faits que nous avons recueillie, dix-huit fois des altérations rénales constatées à l'autopsie. Dans six cas, ces altérations coïncidaient avec la complication leucocythémique. Dans aucune de ces observations, le lymphadénome du rein n'a été primitif.

Les lésions des reins sont presque de tous points comparables à celles du foie. A l'instar de ces dernières, elles ne paraissent pas avoir été rencontrées comme manifestations primitives de la lymphadénose. Les lésions varient depuis une simple augmentation du volume de l'organe (Perrin, 1870), Guglielmetti (1881), jusqu'aux nodules encapsulés, contenant un réticulum et des cellules, et, comme dans le foie, siégeant le plus souvent dans la couche corticale; c'est principalement le long des vaisseaux que le tissu adénoïde paraît se développer.

Lymphadénomes des amygdales. — Les amygdales appartiennent au groupe des organes lymphatiques et, à ce titre, peuvent être atteintes primitivement par la lymphadénose.

Peut-être peut-on rattacher à cette maladie l'hyperplasie lymphatique désignée sous le nom de squirrhe de l'amygdale, et qui a pour caractère d'être lente dans son développement, indolente et peu disposée à l'ulcération (Warren, *Traité des tumeurs*, p. 356). M. Poland (1871) rattache à cette variété les cas d'Erichsen (1871), de Burnett et de Bryant, que nous serions disposés à considérer comme des cas de lymphadénomes à prédominance fibreuse.

Les formes cellulaires du lymphadénome ont été décrites sous les noms de cancer de l'amygdale ou de lympho-sarcome.

Meismer rapporte un cas cité par Milani, observé en janvier 1869, qui fut considéré comme un lympho-sarcome.

Dans les observations que nous avons rassemblées, nous trouvons les lymphadénomes de l'amygdale signalés dans quatorze cas. Dans huit cas ces lésions étaient primitives (obs. de Fouilloux, Rouault, Lawrence, Valtat et Panas, Barthélemy, V. Anger et obs. inédite). Dans six cas elles étaient secondaires (Lockel, Passaquay, Moxon, Porter, Gowers, Castex). A ces six cas on peut ajouter ceux de Lobstein, Carswell, S. Jones, rappelés par Poland. Enfin dans un cas (Valtat et Panas) on a signalé la coexistence de la leucocytémie.

On a rencontré l'hypertrophie simple (Lawrence, Passaquay,

Castex, Caubert, 1859) et les vraies formes des lymphadénomes, principalement les formes cellulaires avec stroma réticulé plus ou moins abondant (Fouilloux, Panas et Valtat, Auger et obs. inédite). Parfois les cellules deviennent plus grandes, fusiformes, multinucléaires, et donnent à la tumeur l'apparence du sarcome (Rouault, Moxon). Dans ces cas, en effet, les cellules sont en nombre tellement considérable que le réticulum fin n'apparaît qu'après lavage au pinceau. Dans le cas de Moxon ce réticulum contenait quelques cellules à prolongements étoilés.

Dans plusieurs observations les néoformations adénoïdes siégeaient autour des capillaires sanguins (obs. de Panas et Valtat, et obs. inédite), ceux-ci étaient remplis de leucocytes dans le seul cas où la leucocythémie s'est rencontrée (Panas et Valtat).

Les différentes formes du lymphadénome se présentent souvent avec les apparences d'une hypertrophie bénigne, les formes molles ont une certaine tendance à l'ulcération spontanée.

Les lymphomes malins que Lucke appelle lympho-sarcomes ne peuvent être distingués anatomiquement des formes plus bénignes. Ces deux variétés de tumeurs se reconnaissent cliniquement à leur évolution plus ou moins rapide.

Lymphadénomes du testicule. — Pendant longtemps les lymphadénomes du testicule ont été confondus avec le sarcome globo-cellulaire à petites cellules ou avec les autres formes du sarcome. Déjà en 1860, M. Robin avait signalé et décrit des lésions trouvées dans l'épididyme d'un sujet de l'Amphithéâtre de Clamart, chez lequel on constata les lésions de l'adénie ; plus tard, M. Malassez (1874), à propos d'une pièce envoyée au laboratoire d'histologie du Collège de France par M. Péan, a fait du lymphadénome testiculaire une description qui peut être considérée comme une des premières en date. La même année, Taylor, en Angleterre, a rapporté l'observation d'un jeune homme de douze ans qui succomba très rapidement à des lymphadénomes multiples avec leucocythémie et chez lequel il existait un lymphadénome de l'épididyme constaté à l'autopsie. Depuis lors, les lymphadénomes du testicule ont été observés par MM. Gallash (1874), Marchand (1875), Renault (1875), Letulle (1876), Ledouble (1877), Nicaise (1877), Trélat (1879), Nepveu (1880) qui appelle ces tumeurs sarcomes lymphoïdes, Doyen (1882).

Les lésions testiculaires sont signalées dans quatorze observations; dans neuf cas le lymphadénome du testicule était primitif, dans cinq cas, il était consécutif; dans trois cas, un de lymphadénome primitif (Segond et Bazy), les deux autres de lymphadénome secondaire (Taylor, Gallash), on a noté la présence de leucocytes dans le sang, mais à un faible degré.

Le plus souvent, le lymphadénome siège dans la glande. Dans deux cas (Taylor, Nicaise), il occupait ou avait envahi l'épididyme.

La tumeur forme une masse ovoïde assez régulière, de grosseur moyenne, élastique, résistant au doigt; macroscopiquement, la surface de la coupe est grise, lobulée, rappelant à s'y méprendre la simple hypertrophie du testicule dont elle a la teinte (Monod et Terrillon). Histologiquement, à un premier examen, il semble que l'on ait affaire à « un véritable tissu de cellules » (Malassez) parcouru par de fins capillaires qui, au lieu d'être creusés au sein même du tissu néoplasique, sans membrane limitante, se présentent à l'état de capillaires vrais, ayant une paroi propre bien distincte.

Les cellules sont le plus souvent de même forme et de même volume, arrondies, de 8 à 12 μ, à noyaux volumineux, pourvues de plusieurs nucléoles et d'un protoplasma peu abondant (Monod et Terrillon); le réticulum est semblable à celui qu'on trouve dans les ganglions lymphatiques, prenant insertion sur les vaisseaux qui le traversent (Nicaise). D'autres fois le stroma réticulé est peu abondant, disparaît même par places et on trouve simplement une petite tumeur formée de cellules lymphatiques accumulées (Segond et Bazy, Talavera). Enfin, d'autres fois, les cellules sont mêlées à des éléments plus grands, le stroma réticulé est peu abondant et la tumeur ressemble histologiquement au sarcome embryoplastique dont il est cependant facile de la différencier.

Le tissu lymphoïde se développe dans le tissu conjonctif qui sépare les tubes testiculaires (Gallash), envahit les parois de ces tubes, qui subissent dans toute leur épaisseur une modification analogue à celle des espaces intertubulaires; on retrouve encore un véritable réticulum, seulement à texture plus serrée et comme engaînante qui respecte et rappelle tout ensemble la forme cylindrique de l'organe envahi. Quand la lésion est plus ancienne, les tubes finissent par disparaître; de loin en loin on retrouve les cordons de tissu réticulé plus serrés, dernier vestige des tubes qui ne sont plus (Monod et Terrillon).

Dans la plupart des cas, la tunique albuginée participe aux lésions.

Lymphadénomes de l'ovaire. — M. Hérard (1865) a rencontré dans un cas d'adénie des tumeurs de l'ovaire se présentant comme de petites masses ressemblant exactement, à l'œil nu, à la coupe de petits ganglions. Ces tumeurs étaient comprises sous la tunique fibreuse de l'ovaire, l'une d'elles s'en détachait même de façon à former une tumeur saillante. L'examen histologique pratiqué par M. Cornil montra qu'il s'agissait de néoplasies lymphatiques. Nous n'avons pas retrouvé de fait comparable.

Lymphadénomes du corps thyroïde. — Les lésions du corps thyroïde paraissent surtout avoir été rencontrées dans les cas compliqués de leucocythémie. Tels les cas de Boettcher (*Arch.* de Virch., t. XIV), de Lancereaux (*Atlas d'anat. pathol.*, 1870), de Bourdon (*in* service de Verneuil, 1872). Dans les deux premiers cas, il s'agissait d'une hypertrophie simple. Dans le cas de Bourdon, la tumeur fut diagnostiquée lymphadénome par M. Malassez. Le gonflement du corps thyroïde se trouve également dans le cours de la lymphadénie sans leucocythémie (obs. de Grocler, 1873). Dans un cas (obs. de Bellouard, 1878), il y avait eu diminution de volume de cette glande.

Lymphadénomes du thymus. — Dans quelques cas, le thymus serait hypertrophié; dans un cas rapporté par M. Isambert (1855), la glande fut trouvée développée comme si elle était revenue à l'état fœtal. M. Ranvier aurait constaté que le gonflement était dû à une néoplasie lymphatique non douteuse (Demange). Dans notre relevé d'observations cette lésion anatomique ne se trouve nulle part signalée.

Lymphadénomes des capsules surrénales. — Les capsules surrénales ont été trouvées altérées dans un cas sur trente-deux de leucocythémie relevés par M. Vidal; elles avaient subi une dégénérescence graisseuse. M. Barclay (1863, *The Lancet*, p. 117) a signalé leur hypertrophie. Riegel (1870), dans un cas de lymphadénie sans leucocythémie, ayant débuté par les ganglions du médiastin, a trouvé à l'autopsie des altérations des capsules surrénales, rappelant la structure du lymphadénome.

Lymphadénomes des glandes lacrymales. — Gallasch (1874) a rapporté un cas d'infiltration lymphoïde des glandes lacrymales dans un cas de leucocythémie lymphatique. Dans une observation rappelée par M. Daymart (1879) et tirée des *Archiv für ophth.* de Græffe, les deux glandes lacrymales paraissent avoir été le siège initial de la tumeur qui fut histologiquement reconnue pour un lymphadénome. Dans ce cas, la leucocythémie n'est pas signalée.

Lymphadénomes du pancréas. — Cohnheim, en 1865, a signalé la présence d'une production lymphatique du pancréas dans un cas d'hypertrophie ganglionnaire sans leucémie. MM. Lépine et Cornil (1874) ont rapporté une observation dans laquelle une masse ganglionnaire énorme existait au niveau de la tête du pancréas qui était englobé, mais non confondu, dans la masse ; toutefois, la moitié droite du pancréas était beaucoup augmentée de volume. A la place du tissu glandulaire normal, on trouva un tissu d'apparence encéphaloïde que l'examen microscopique montra composé d'éléments lymphoïdes accumulés dans une trame réticulée. Dans cette observation, la lésion du pancréas paraît avoir été primitive, dans celle de Cohnheim elle était secondaire.

Dans une troisième observation de lymphadénome ayant débuté par les fosses nasales et s'étant plus tard généralisé au testicule et à la peau, M. Duplay (1877) a également rencontré une transformation d'apparence sarcomateuse du pancréas. Ces trois observations sont les seules dans lesquelles pareilles altérations aient été rencontrées.

Lymphadénomes de la base de la langue. — MM. Ollivier et Ranvier (1869) ont signalé dans un cas de leucocythémie l'hypertrophie des follicules clos de la base de la langue, qui furent trouvés gros comme des graines de maïs et constitués par une simple hyperplasie de tissu adénoïde, dont les fibrilles étaient épaissies et dont les nœuds fertiles contenaient des noyaux bien accusés. Des lésions analogues sont signalées en dehors de la leucocythémie par Hardie (*The Lancet*, 1880) et dans un cas inséré dans les *Archives générales de médecine*, 1872 (et traduit des *Arch. f. Phy.*, Heilk). Dans le premier cas la tumeur de la base de la langue était primitive; dans le deuxième, elle était secondaire. Dans le premier cas il s'agissait d'un lymphome à petites cellules (lymphadénome à petites cellules). Dans le second cas, la tumeur fut diagnostiquée lympho-sarcome (lymphadénome à grosses cellules).

Lymphadénomes de l'intestin. — Les mêmes lésions intestinales ont été rencontrées dans le cours de la leucocythémie et de la lymphadénie, ce qui permet de les décrire simultanément. Craigie (1845), Virchow (1847), Schreiber (1854), Friedreich (1857), Bœttcher (1866), Béhier (1868), Rendu (1874), Kelsch (1875) ont signalé leur existence dans le cours de la leucocythémie. Potain (1860), Hérard (1865), Wunderlich (1866), Gillot (1869), Ullé (1870), Landouzy (1872), Kelsch (1872), Letulle (1876), Coupland 1878, Turner et Sutton (1873), Barth (1879), Coats (1879), Carington (1883) ont apporté des documents qui mettent hors de doute la présence de ces mêmes lésions dans le cours de la lymphadénie).

Tantôt les altérations intestinales ont été primitives (Béhier, 1868; Ullé, 1870; Coupland, 1878; Barth, 1879); tantôt, au contraire, elles ont consécutives à une généralisation (Letulle, Rendu, Carington, etc.).

Les lymphadénomes de l'intestin se présentent sous trois aspects principaux (Demange. Jaccoud et Labadie-Lagrave) :

1° L'*infiltration simple* (Rendu), dans laquelle, d'après Boettcher, les cellules lymphoïdes s'accumuleraient surtout dans le tissu sous-muqueux ; de là, elles s'étendraient à la couche musculaire d'une part, d'autre part entre les tubes de Lieberkuhn, qu'elles compriment et déforment. Le processus est extra-folliculaire, ainsi que l'ont constaté Kelsch et Frierich, dans leurs observations; dans le premier cas, les follicules clos faisaient à peine saillie sur la muqueuse, et dans le second il y avait des follicules atrophiés au milieu de masses lymphatiques.

2° Sous *forme de tumeur* (obs. de Ullé, Carington). L'origine de l'altération est alors dans les follicules clos, ou agminés; toutefois, cette origine n'est pas constante, le point initial de la néoplasie peut être le tissu adénoïde intermédiaire. Les tumeurs présentent alors la structure typique du lymphadénome. En certains points de la préparation, on reconnaît des fibres musculaires de l'intestin, dissociées par des amas de globules blancs, et des vaisseaux capillaires servant d'appui au réticulum lymphatique. Il se produit une transformation granuleuse des glandes en tubes qui restent comprises dans la masse morbide.

3° Sous *formes d'ulcérations* (cas de Hérard, 1865; Kelsch, 1872; Letulle, Turner et Sutton, Rendu). M. Isambert considère cette forme comme purement accidentelle, dans la leucocythémie. Les ulcérations rappellent les ulcérations de la tuberculose. Comme dans la tuberculose, elles ont une tendance à s'étendre en anneau, les bords en sont déchiquetés; mais, dans les cas d'ulcérations tuberculeuses, on retrouve toujours conjointement des granulations miliaires, soit sous la muqueuse, soit sous l'enveloppe séreuse. D'ailleurs, d'après M. Kelsch, les ulcérations lymphadéniques de l'intestin se distinguent de celles de la fièvre typhoïde par les caractères suivants :

1° Elles peuvent exister sur toute la longueur du tube intestinal; toutefois, c'est l'intestin grêle et surtout l'iléum qu'elles paraissent affecter de préférence;

2° Leur consistance molle, leur tissu blanchâtre, et le suc que l'on obtient par le raclage de la surface de coupe, sont des caractères qui n'appartiennent pas aux productions de la fièvre typhoïde;

3° Extension du processus hors des glandes de l'intestin. Le processus est surtout extra-folliculaire, tandis que dans la fièvre typhoïde il est à peu près circonscrit aux follicules agminés et isolés ;

4° La forme des ulcérations ne rappelle en rien celle de la fièvre typhoïde.

Lymphadénones de l'estomac. — Dans l'estomac, les tumeurs lymphoïdes ont un aspect particulier : tantôt c'est une *infiltration lardacée* (Lépine et Cornil, 1874), tantôt ce sont des *saillies bosselées* ayant de 2 à 5 centimètres de long et de 2 à 3 centimètres d'épaisseur, grisâtres, offrant souvent des taches rougeâtres, résultant d'ecchymoses; leur surface est molle, leur consistance crémeuse (Carington, 1883). Elles sont souvent ulcérées comme dans l'intestin (Laboulbène). La base sur laquelle elles reposent est épaissie (cas de Féréol). Dans les cinq observations (cas des *Arch. gén. de méd.*, 1871; Féréol, 1874; Lépine et Cornil, 1874; Kelsch, 1875; Carington, 1883) que nous avons pu rassembler, les altérations se présentaient sous forme d'infiltration ou de tumeurs non ulcérées; leur structure était d'ailleurs manifestement adénoïde; la forme ulcéreuse semblerait donc plus rare.

Pharynx. — Le lymphadénome du pharynx a été observé une seule fois en 1880 par M. Israël. Cette observation, qui se termine par la guérison à l'aide des arsenicaux, n'est accompagnée d'aucun examen anatomique ; toutefois, la marche clinique de la maladie semble la rapprocher de la lymphadénie ; nous le rappellerons simplement pour mémoire.

Peau et tissu cellulaire. — M. Gillot et M. Ranvier (1868) ont les premiers rattaché à l'histoire de la lymphadénie des tumeurs siégeant dans la peau et pouvant y rester limitées, décrites antérieurement sous le nom de mycosis fongoïde (Alibert et Bazin) et qui sont de véritables lymphadénomes. Depuis lors cette affection a été observée par MM. Landouzy (1871), Debove (1872), Heurteaux (1873), Demange (1874), Fabre (1879), Hillairet (1880) ; il en existe actuellement (mars 1874) un cas dans le service de M. Després à la Charité.

La lymphadénie cutanée est le plus souvent primitive et ne s'accompagne pas de leucocythémie; toutefois, M. Hillairet a noté chez son malade une augmentation des leucocytes au voisinage des tumeurs de la peau, tandis que partout ailleurs le sang était normal.

Les tumeurs sont constituées par une néoformation de tissu lymphatique complet, situé dans l'épaisseur du derme, se développant entre les faisceaux du tissu conjonctif préexistants.

Mais ces tumeurs présentent dans leur histoire clinique et anatomique un fait curieux. A un moment, certaines d'entre elles subissent une régression complète, le néoplasme disparaît, et les éléments du derme reviennent à leur état normal, sans qu'il se forme de cicatrice. On peut rapprocher de ces tumeurs les lymphadénomes du tissu cellulaire sous-cutané, signalés comme possibles par MM. Cornil et Ranvier, et qui paraissent assez fréquents. Ces derniers sont le plus généralement secondaires : sur onze cas dans lesquels cette lésion se trouve signalée, deux fois seulement elle paraît avoir marqué le début de la maladie (Martin, 1872 ; Nicaise, 1877) ; une seule fois la leucocythémie est indiquée (Choiseau, 1881), et encore est-elle plutôt une simple hypoglobulie.

Les formes observées sont tantôt l'infiltration lymphoïde simple (lymphadénome sans réticulum type), plus souvent le lymphadénome régulier reproduisant la structure ganglionnaire (Greenfield, 1876 ; Tessier, 1879 ; Choiseau, 1881) ; d'autres fois enfin le lymphadénome sarcomateux à prédominance de grandes cellules (Martin, 1874) ; décrit sous le nom de carcinome, mais se différenciant de cette dernière tumeur par la présence d'un fin réticulum et la nature même des cellules qui remplissent les alvéoles.

D'autres fois les lymphadénomes se développent dans le tissu cellulaire des organes profonds. C'est ainsi que Mason (1875) et Saint-Jones (1877) ont rapporté chacun une observation de lymphadénome pelvien, situé entre le rectum et le coccyx, terminée par la mort et suivie d'examen microscopique. MM. Picot (1874), Rendu (1874) ont observé des lymphadénomes du tissu cellulaire péri-cœcal, MM. Arnold et Becker, Castex (1876), Oxley (1876) du tissu cellulaire de l'orbite.

Lymphadénomes des muscles. — Le lymphadénome siège également dans les muscles : dans ces cas, il se développe aux dépens du tissu conjonctif périfasciculaire (Lemaréchal), ou du sarcolemne (Darasse). Il a été observé dans les muscles de la cuisse (Lemaréchal, 1880) avec la forme à grandes cellules ; à la jambe (Charon et Ledeganck, 1875); dans les muscles qui s'insèrent à la colonne vertébrale (Saint-Jones, 1875), dans le muscle frontal (th. de Darasse, 1876); dans le diaphragme (Murchison, 1870; Lépine et Cornil, 1874; Turner et Sutton, 1878; Duguet, 1879); enfin dans le cœur (Murchison, 1870; *Archiv f. Heilkunde*, 1871; Warren Tay, 1872; Desnos et Barié, 1875; Saint-Jones, 1877; Tessier, 1879).

Dans trois cas au plus, Lemaréchal (1880), Charon et Ledeganck (1875) et th. de Darasse (1876), la tumeur semble avoir été primitive. Dans tous les autres cas, elle était secondaire. Dans aucun cas, il n'y avait de leucocythémie, ou du moins cette complication n'est pas signalée.

Lymphadénomes des séreuses. — Les séreuses sont fréquemment atteintes par le lymphadénome. Nous avons relevé onze cas de généralisation aux plèvres (*Arch. f. Heilk*, 1871; Castiaux, 1872; W. Tay, 1872; Taylor, 1874; Goglioso, 1874; Rendu, 1874; Turner et Sutton, 1878; Murchison, 1878; Duguet, 1879; Paget et Fuller, 1879; Taylor, 1880), tous secondaires, dont deux seulement avec leucocythémie. Dans deux cas seulement les plèvres paraissent avoir été primitivement atteintes (Lasègue, 1874; Turner et Sutton, 1878).

Dans quatre cas le péricarde a été secondairement altéré (Murchison 1878; Turner et Sutton, 1878; Tessier, 1879; Eve, 1880). Dans un seul cas il y avait leucocythémie. Les lésions du péritoine ont été observées dans trois cas (Tuckwell, 1870; Murchison, 1878; Turner et Sutton,

1878), dont un avec leucocythémie. Celles de l'épiploon sont signalées dans deux cas (Rendu, 1874; Murchison, 1878). Dans un seul cas le lymphadénome semble avoir débuté primitivement par la séreuse péri-oculaire, notamment dans celle du ligament antérieur de l'œil, entre la face profonde de la conjonctive et la face externe de la sclérotique (Chambard, 1878).

Lymphadénomes des os. — Dans les os, le plus généralement les lymphadénomes se présentent avec leurs caractères connus, tissu réticulé et éléments lymphatiques. Ces lésions paraissent assez rares : dans une seule observation (W. Tay, 1872), le lymphadénome osseux semble avoir été primitif. Dans un seul cas (Kelsch, 1875), les altérations osseuses coexistaient avec une leucocythémie ganglionnaire, sur neuf observations dans lesquelles les altérations osseuses sont signalées; les vertèbres sont atteintes cinq fois (Castiaux, 1872; Kelsch, 1872; Foix, 1874; Goglioso, 1874; Kelsch, 1875); le sternum deux fois (W. Tay, 1872; Kelsch, 1875); les os du crâne deux fois (Kelsch, 1872; Oxley, 1876); l'os iliaque deux fois (Ranvier et Lebiberder, 1867; W. Tay, 1872); les épiphyses des os longs, une seule fois (Kelsch, 1875).

Lymphadénomes du poumon. — On trouve assez fréquemment signalée dans les poumons (15 fois sur 170 cas) la présence de tumeurs d'apparence nodulaire ou miliaire, dans les cas de lymphadénome généralisé. La nature de ces tumeurs pulmonaires paraît suffisamment élucidée aujourd'hui pour que l'on soit en droit de conclure à leur identité de structure avec le lymphadénome : tissu adénoïde, cellules, etc. (observations de Ranvier et Lebiberder, 1867; de Murchison, 1870; de Riegel, 1870, des *Archiv. gén. de méd.*, 1872; de W. Tay, 1872; de Lépine et Cornil, 1874; Chapton, 1874; Oxley, 1876; Humphreys, 1878; Turner et Sutton 1878; Teissier, 1879; Duguet et Weill, 1879; Lediard, 1880; Taylor, 1880; Chantemesse, 1882). Ces tumeurs se présentent souvent avec tous les caractères microscopiques du tubercule miliaire avec lequel il est très facile de les confondre (Virchow).

Nous avons rappelé précédemment les points sur lesquels doit être basé le diagnostic différentiel. Dans aucun des cas que nous venons de rappeler la leucocythémie n'est signalée.

Lymphadénomes du système nerveux. — Enfin, dans quelques cas très rares, les lymphadénomes ont pour siège le cerveau. Ces tumeurs sont rarement diagnostiquées pendant la vie; elles donnent lieu à des symptômes qui sont souvent rapportés à d'autres affections. Wagner (1865) a rencontré chez un sujet d'amphithéâtre une tumeur d'un hémisphère cérébral ayant une structure identique avec le tissu adénoïde. M. Teissier (1879) a rapporté l'histoire d'un homme de trente-neuf ans, malade depuis huit ans, présentant tous les symptômes d'une ataxie locomotrice, chez lequel apparurent de petites tumeurs sous-cutanées, dont la véritable nature fut reconnue par M. Pierret pendant la vie, et à l'autopsie duquel on constata la présence d'un semis de lymphadénomes, sur l'origine de tous les nerfs crâniens lésés pendant la vie. M. Oxley (1876) a vu un fait presque analogue chez un enfant de six ans, les nodules occupaient la surface convexe du cerveau, sa base et la scissure de Sylvius. Dans ce cas les lésions cérébrales s'accompagnaient de lésions osseuses; en effet, la partie antérieure de l'aile du sphénoïde, au voisinage de l'orbite, était plus épaisse et se laissait couper au scalpel; dans l'orbite une masse blanchâtre chassait l'œil en avant. Ces tumeurs furent diagnostiquées lymphadénomes après examen microscopique.

A côté des lésions que nous venons de décrire, il en est quelques autres d'ordre banal, que l'on rencontre dans les autopsies des sujets qui succombent à une des manifestations de la lymphadénose; ce sont tantôt des épanchements séreux ou séro-purulents dans les plèvres, le péritoine; tantôt des ecchymoses méningées, des néo-membranes du cerveau, etc. Dans les cas compliqués de leucocythémie, et dans ceux-là seuls, on a observé des lésions oculaires, déjà mentionnées en 1864 dans une observation de Grisolles et Hémey, bien étudiées depuis et décrites sous le nom de leucorrhagie rétinienne ou rétinite leucocythémique. Nous nous contenterons de signaler ces lésions sans y insister davantage.

Dégénérescences du lymphadénome. — Les modifications ou dégénérescences, dont le lymphadénome paraît être le siège sont peu nombreuses. Quelquefois le centre de la tumeur est ramolli; d'autres fois il s'agit d'une véritable dégénérescence caséeuse (Terrillon, 1873; Greenfield, 1878; Whipham, 1878; Daymart, 1879; Trocquart, 1880).

Mais ces faits sont rares. Quant à la fonte purulente, elle aurait été observée quelquefois, mais serait toujours, d'après Winiwarter, la conséquence du traitement, et en particulier du traitement par les arsénicaux.

La dégénérescence granulo-graisseuse serait plus fréquente, au dire de certains auteurs; nous ne la trouvons signalée cependant que dans un trop petit nombre d'observations pour qu'il nous soit possible d'apprécier la réalité de cette dernière opinion.

Quant aux hémorrhagies diffuses, on les rencontre parfois avec le lymphadénome, ou dans l'intérieur même de la tumeur; mais ces faits paraissent rares. Au contraire, dans les cas compliqués de leucocythémie, les hémorrhagies (leucorrhagies) sont fréquentes. On les explique alors par des ruptures capillaires à la suite d'une accumulation de globules blancs dans l'intérieur du vaisseau.

En résumé, les tumeurs lymphatiques se présentent avec des caractères suffisamment tranchés pour pouvoir être reconnues dans les différents organes; ces caractères que nous venons de décrire nous permettront de définir anatomiquement le lymphadénome : *une tumeur ayant pour prototype la structure normale du follicule lymphatique solitaire (tissu réticulé, cellules lymphatiques, capillaires sanguins), ayant peu de tendance aux régressions ou aux dégénérescences et susceptible d'une grande généralisation.*

Rapports du lymphadénome. — De cette définition, il résulte que le lymphadénome doit être absolument différencié du sarcome et du carcinome ganglionnaires, et en général de toutes les autres tumeurs qui ont pour siège le système lymphatique. Le sarcome ganglionnaire est très rarement primitif, le plus souvent il succède à un sarcome né dans le voisinage des ganglions, lesquels sont envahis ultérieurement par le développement continu de la tumeur. On voit alors la capsule et le parenchyme se transformer successivement en tissu sarcomateux, c'est-à-dire en un tissu composé de cellules arrondies ou fusiformes, grandes ou petites, avec un ou plusieurs noyaux, disposées sans ordre, ou groupées en faisceaux, au milieu desquelles circule un réseau capillaire irrégulier, souvent sans paroi propre, constituant parfois un véritable système lacunaire. Le carcinome ganglionnaire est commun, il succède en général à un cancer de voisinage, tel que celui de la mamelle, par exemple. Lorsque le carcinome secondaire des ganglions lymphatiques se développe rapidement, les éléments lymphatiques compris entre les travées du réticulum prennent d'emblée la forme des cellules dites cancéreuses, tandis que ces travées augmentent peu à peu d'épaisseur pour former les cloisons du tissu carcinomateux (Cornil et Ranvier, p. 652, 1881).

Lorsque le lymphadénome se présente sous l'apparence de granulations, comme cela a lieu dans le foie, la rate, les reins, le péritoine, l'épiploon, les plèvres, etc., il peut être facilement confondu avec les granulations tuberculeuses. La connaissance de la tumeur primitive mettra sur la voie du diagnostic. D'autre part, le tubercule semble se généraliser en suivant les vaisseaux sanguins, le lymphadénome siège toujours en dehors des vaisseaux, qui sont inclus dans sa structure et sur lesquels le néoplasme prend en quelque sorte point d'appui.

Il nous est impossible d'insister davantage sur ces différents points ; les documents que nous avons précédemment analysés nous paraissent donner des renseignements suffisants pour permettre la différenciation du lymphadénome de la plupart des tumeurs qui lui ressemblent, soit histologiquement, soit macroscopiquement. D'ailleurs le point suivant nous paraît singulièrement capable d'éclaircir le diagnostic. Dans le cas où quelques doutes subsisteraient, il suffirait de faire porter l'examen sur un nombre suffisant de pièces prises dans les différents organes. A l'aide de ces différentes préparations, il sera le plus souvent facile de poser le diagnostic anatomique. En effet le lymphadénome, dans ses formes les plus complexes, peut reproduire à distance des formes plus simples et, si le diagnostic des premières est difficile, celui des secondes présente, au contraire, une assez grande facilité. C'est ainsi, par exemple, que la nature d'une tumeur constituée par des grandes cellules et des travées conjonctives, formant alvéoles, et simulant la structure du carcinome, sera reconnue lymphadénomateuse par le fait seul que l'on rencontrera, dans quelques organes éloignés (peau, os, etc.), des tumeurs ayant la constitution anatomique du lymphadénome (tissu réticulé, cellules lymphatiques, vaisseaux capillaires à parois distinctes).

CHAPITRE IV

LE LYMPHADÉNOME AU POINT DE VUE CLINIQUE.

Nous avons vu précédemment que le lymphadénome pouvait être considéré comme étant la manifestation d'une maladie générale, affectant les caractères d'une maladie rapidement infectieuse, et nous avons adopté le terme *lymphadénose* (Gowers, 1878) pour la désigner. Il nous reste maintenant à en tracer le tableau, ainsi qu'à en chercher les causes, à en déterminer le pronostic et le traitement : c'est ce que nous allons faire dans la partie qui va suivre.

ÉTIOLOGIE.

Les causes qui engendrent la lymphadénose sont très obscures. Déjà Wunderlich ne connaissait pas de causes déterminantes à l'adénie ; le plus généralement, la maladie survient chez des individus exempts de toute tare physiologique constitutionnelle ou acquise. Les observations que nous avons réunies ne nous donnent aucun renseignement qui puisse nous servir dans la recherche des causes efficientes ; mais elles sont plus riches, s'il s'agit simplement de déterminer les causes occasionnelles, ou celles qui paraissent favoriser l'éclosion de la lymphadénose. Tout d'abord, au point de vue du sexe, il est intéressant de noter que le lymphadénome paraît beaucoup plus fréquent chez les hommes que chez les femmes, et cela dans la proportion de 3 à 1. Sur 166 cas, où le sexe se trouve indiqué, 122 fois l'affection atteignit des hommes, tandis que 44 fois seulement elle siégeait chez des femmes.

Au point de vue de l'âge, la maladie paraît frapper de préférence des adultes. En effet, sur 136 cas de lymphadénose sans leucocythémie où l'âge est indiqué, la fréquence relative a été la suivante :

De 0	à	10 ans............	13 cas.	136 cas.
11		20 —	14 —	
21		30 —	40 —	
31		40 —	27 —	
41		50 —	15 —	
51		60 —	13 —	
61		70 —	11 —	
72		81 —	3 —	

On voit, d'après cela, que c'est surtout de 21 à 30 ans et de 31 à 40 ans que la maladie fait, sinon son apparition, au moins le plus grand nombre de victimes. De 41 à 50 ans, sa fréquence est la même que de 11 à 20, de 51 à 60 ans la même que de 0 à 10. A mesure que l'âge avance, la fréquence diminue et l'on peut dire que la lymphadénose est bien réellement une maladie de l'adulte, et non une maladie du vieillard.

M. Gowers (1878) comparant, au point de vue du sexe et de l'âge, 154 cas de leucocythémie splénique primitive et 100 cas de maladie de Hodgkin, a trouvé que si les deux sexes sont également frappés, le sexe masculin paraît avoir une prépondérance plus marquée pour le lymphadénome que pour la leucocythémie splénique. Dans le premier cas, la proportion serait de trois quarts, dans le second cas elle serait de deux tiers pour le sexe masculin. D'ailleurs la période de la vie où ces maladies sont le plus fréquentes ne serait pas la même pour le lymphadénome et la leucocythémie splénique.

En comparant les âges des décès, M. Gowers a dressé le tableau suivant, indiquant, par âge et pour 100, le chiffre de décès par leucocythémie splénique primitive (ligne pleine) et par lymphadénome (ligne ponctuée).

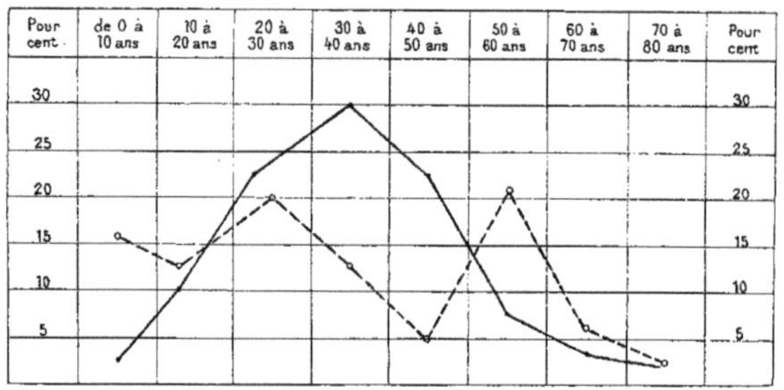

Tableau indiquant la proportion pour cent de décès aux différents âges dans 154 cas de leucocythémie splénique primitive (ligne pleine) et dans 100 cas de maladie de Hodgkin (ligne ponctuée).

On voit d'après ce tableau que le maximum de fréquence de la leucocythémie serait de 30 à 40 ans, tandis qu'au contraire la maladie de Hodgkin passerait par deux maxima, l'un de 20 à 30 ans, l'autre de 50 à 60 ans, ce dernier même un peu plus élevé que le précédent.

Sans nier que la leucocythémie soit plus fréquente de 30 à 40 ans qu'à tout autre âge, et sans vouloir donner à notre statistique une plus grande valeur que celle qu'elle n'a réellement, nous croyons avoir été mieux servi par notre série de faits que ne l'a été M. Gowers. Les chiffres que nous apportons, qui comprennent non seulement le lymphadénome ganglionnaire, mais encore toutes les autres formes de la maladie, confirment l'opinion de la plupart des chirurgiens de l'École française qui admettent, d'après leurs propres observations, que le lymphadénome est essentiellement une maladie de l'âge adulte.

Quelques circonstances paraissent favoriser le développement de la maladie, en particulier les traumatismes et l'accouchement, qui n'est à proprement parler qu'un traumatisme physiologique. Déjà Trousseau avait remarqué que l'adénie survenait parfois chez des individus porteurs de lésions superficielles plus ou moins anciennes et considérait ces lésions comme pouvant servir de point de départ à l'adénie.

L'influence de la grossesse ressort des observations de Squine et Payne (1872), de Browne (1872), de Féréol (1874), de Marchand (1874), de Turner et Sutton (1878), de Choiseau (1881). Dans ces six observations, sur quarante-quatre relatives à des femmes, on vit apparaître pendant le cours de la grossesse ou quelque temps après l'accouchement des tumeurs ganglionnaires ou des lésions du tube digestif, de nature lymphadénique, qui prirent rapidement une grande extension et déterminèrent la mort.

Quant au traumatisme, il a été invoqué comme une des causes qui peuvent amener l'apparition de la leucocythémie. MM. Jaccoud et Labadie-Lagrave (*Dict. pratique*, art. LEUCOCYTHÉMIE) disent que, parmi les causes qui doivent entrer en ligne de compte dans l'étiologie de la leucocythémie, il faut noter le traumatisme. Mösler (*Pathologie und Therapie der Leukämie*, Berlin, 1872, p. 129) croit que comme cause directe de la leucocythémie, on doit sûrement accepter l'influence des efforts musculaires violents et des traumatismes portant surtout sur les os. Gowers (*Reynold's System of medicin*, vol. V, p. 226) dit que dans quatre cas les symptômes de la leucocythémie ont été rapportés à un traumatisme sur la région splénique.

M. de Chappelle dans sa thèse, faite sous l'inspiration du professeur Verneuil, a réuni dix cas dans lesquels le traumatisme fut suivi de leucocythémie, et déjà connus dans la littérature.

Dans trois observations, parmi celles que nous avons analysées, le traumatisme figure au nombre des antécédents (observation traduite par M. Darasse, du *Journ. of med. sc.*, 1874; une observation de M. Berry, 1880; une observation de M. Jones, 1877).

Mais ces observations démontrent-elles l'influence que peut avoir un traumatisme quel qu'il soit sur la manifestation d'une propathie? Il est plus probable, ainsi que l'ont déjà montré pour les autres diathèses le professeur Verneuil et ses élèves, que le traumatisme ne fait que réveiller une maladie constitutionnelle, latente, qui n'attendait qu'une occasion pour apparaître.

En somme, la grossesse et le trauma ne sont que des causes occasionnelles qui déterminent l'éclosion de la lymphadénose chez les sujets en état d'imminence morbide. Comment admettre, d'ailleurs, que le traumatisme puisse faire naître d'emblée, soit une leucocythémie, soit une lymphadénose?

La scrofule, la tuberculose, la syphilis constitutionnelle peuvent coexister avec la lymphadénose, mais n'ont aucun rapport obligé avec cette dernière, qui paraît survenir de préférence chez les individus ayant toutes les apparences de la santé.

La malaria paraît également sans rapport avec la lymphadénose. D'après M. Gowers, les antécédents palustres sont de 25 p. 100 dans la leucocythémie splénique; au contraire, dans la maladie de Hodgkin, ces proportions descendraient à 4 p. 100. L'auteur a cru trouver dans ce fait une raison suffisante pour différencier les deux affections. Mais Magnus Huss nie cette action de la malaria sur la production même de la leucocythémie, et cette dernière manière de voir nous paraît se rapprocher davantage de la vérité.

Quant aux excès alcooliques, qui d'après Lancereaux amèneraient parfois la sclérose ganglionnaire, ils ont été considérés par MM. Duménil et Pouchet comme une des causes qui provoquent l'éclosion de l'adénie ou de la leucocythémie (*Gaz. des hôpitaux*, 1862, p. 23). M. Ollivier (*Union méd.*, 1877, p. 356) a rapporté un cas dans lequel cette étiologie paraît non douteuse. M. Isambert, sur un relevé de soixante-treize cas de leucocythémie, a noté six fois des antécédents alcooliques.

Sur les cent soixante-dix cas que nous avons réunis, l'alcoolisme est invoqué une seule fois : il y avait alors coexistence de leucocythémie. L'action de l'alcool sur la production du lymphadénome serait donc bien plus douteuse que ne pourrait le faire croire l'examen de quelques cas isolés. Il est vrai de dire cependant qu'il est souvent impossible d'obtenir de pareils aveux lorsque le malade n'est pas sous le coup d'accidents directs de l'alcoolisme. En somme, l'alcoolisme doit être rangé parmi les causes occasionnelles qui, en débilitant l'organisme, ouvrent une porte d'entrée à la maladie, et non comme une cause efficiente.

Enfin, parmi les antécédents, nous relevons quelques maladies, telles que la rougeole (7 cas), la coqueluche (6 cas), le rhumatisme (6 cas), la scarlatine (3 cas) ; d'autres observateurs invoquent l'action des privations, des chagrins, des refroidissements, toutes causes banales, qui ont pour effet de diminuer la résistance de l'organisme et qui, là comme partout ailleurs, créent simplement l'imminence morbide.

SYMPTOMATOLOGIE.

Au point de vue clinique, il y a lieu de distinguer les cas où le lymphadénome se manifeste par une tumeur qui reste plus ou moins longtemps localisée, en un des points quelconques que nous avons précédemment indiqués, de ceux où la maladie se généralise avec une grande rapidité, et entraîne la mort dans un délai généralement bref.

Mais, avant d'aborder l'étude des symptômes cliniques de l'une ou l'autre de ces formes de la lymphadénose, il est important d'appeler tout d'abord l'attention sur un fait qui paraît particulier à cette maladie, nous voulons dire la rétrogression des lymphadénomes.

La rétrogression des lymphadénomes de la peau est un fait bien connu, que l'on trouve signalé dans la plupart des observations : Gillot, Landouzy, Deboves, Heurteaux, Fabre, Hillairet, etc. La rétrogression des tumeurs ganglionnaires est moins connue; elle a été mise en lumière par les faits qui ont été apportés à la tribune de la Société pathologique de Londres (29 avril 1879). En effet, M. James Paget a vu la disparition des tumeurs lymphadénomateuses se produire dans trois cas qu'il a observés. Dans le premier cas, où il existait des tumeurs de l'aisselle, des aines, etc., chez un homme de vingt ans, ces tumeurs disparurent rapidement, en même temps que se produisit de la dyspnée, consécutive à une tuméfaction des ganglions intra-thoraciques, phénomènes bientôt terminés par la mort. Dans le second cas, il s'agissait d'un homme qui portait au cou, aux aisselles et aux aines, des tumeurs ayant l'apparence d'un cancer médullaire. Ces masses s'escharifièrent; à la chute de l'eschare, elles disparurent, la plaie guérit et la santé se rétablit; mais bientôt après les tumeurs reparurent et le malade mourut. Le troisième cas est relatif à un homme atteint d'une tumeur ayant également l'apparence d'un cancer médullaire et siégeant dans un testicule en ectopie. Pendant le cours d'un traitement à l'iodure de potassium et à la liqueur potassique, la tumeur disparut; quelques semaines après, elle reparut pour disparaître encore, elle reparut une troisième fois et le malade mourut. Ce cas fut considéré comme un cas de cancer d'un testicule en ectopie.

M. Wilks pense que la disparition des tumeurs lymphadénomateuses est moins rare qu'on ne le croit; il a vu le fait se produire chez une fillette atteinte de lymphadénome du bras, des aines, etc.

MM. William Güll, Barlow, ont également vu cette résorption de masses lymphoïdes. M. Mackenzie note que cette disparition coïncide souvent avec un traitement arsenical et il en apporte un exemple.

Nous retrouvons la disparition, ou tout au moins la diminution des tumeurs ganglionnaires signalées dans quelques-uns des cas que nous avons analysés. C'est ainsi, par exemple, que M. Verneuil, dans une observation communiquée à M. Grocler (1873), a vu les lymphadénomes du cou diminuer pendant le cours d'un érysipèle, pour reprendre ensuite leur volume primitif.

Dans un cas de M. Marchand, une tumeur de la région sous-maxillaire diminua après l'accouchement, chez une femme de trente ans, pendant un traitement à l'iodure de potassium, pour reprendre ensuite son évolution habituelle. Les mêmes faits se trouvent signalés dans une observation traduite par M. Darasse du *Journ. of med. Sciences* de 1874, et dans les observations de MM. Greenfield (1876), Turner et Sutton (1878), Daymart (1879), Pauffard (1879), Coats (1879), Nepveu (1880), Taylor (1880).

Or ces rétrogressions surviennent souvent pendant le cours d'un traitement médical (par l'arsenic, l'iodure de potassium, etc.); on comprend combien, dans ces circonstances, il est difficile de ne pas établir une relation de cause à effet entre l'absorption du médicament et la disparition des tumeurs; mais plusieurs raisons nous paraissent de nature à faire rejeter cette manière de voir : c'est, d'une part, l'analogie de ce fait avec celui déjà connu de la régression des tumeurs lymphatiques de la peau; d'autre part, la reproduction rapide à distance, dans d'autres ganglions ou dans d'autres points de l'organisme, des tumeurs de même nature que celles qui viennent de disparaître, et déterminant rapidement la mort. Enfin, en troisième lieu, ce fait qu'un médicament quelconque (arsenic, iodure de potassium, etc., etc.), après avoir amené la guérison d'un lymphadénome, serait impuissant à en guérir une récidive ou à en arrêter les progrès ultérieurs.

Si donc, dans certaines conditions que nous ignorons, la néoplasie diminue, ou même disparaît, sans laisser de traces derrière elle, pour reparaître quelquefois en d'autres points jusque-là indemnes, il faut bien reconnaître qu'il est inexact de dire que le lymphadénome est une tumeur dans le sens propre du mot, puisqu'il n'a pas de tendance absolue à persister ou à s'accroître.

Mais, ainsi que le font remarquer MM. Cornil et Ranvier à propos de la lymphadénie cutanée, ce n'est là qu'une exception apparente, car la néoplasie considérée dans son ensemble persiste et même a une tendance marquée à s'étendre.

Il est difficile d'expliquer les régressions des lymphadénomes ganglionnaires ou cutanés et leur reproduction à distance. Il n'est guère possible, en effet, d'invoquer ici simplement le mécanisme de la thrombose, déterminant un engorgement, une obstruction des voies et des organes lymphatiques en amont de l'obstacle, puisque d'une part, lorsque ces engorgements disparaissent, d'autres peuvent apparaître en d'autres points parfois situés en sens inverse du courant de la lymphe, et que, d'autre part, les lymphadénomes ganglionnaires sont bien réellement des néoplasmes dans l'acception vraie du mot, et non de simples amas de cellules lymphatiques.

Peut-être les deux processus, néoplasie, thrombose lymphatique concomitante, sont-ils associés l'un à l'autre : mais ce fait ne se trouve mentionné dans aucun des 141 examens cadavériques ou histologiques que nous avons réunis; on peut donc affirmer que c'est là un fait rare. Nous nous abstiendrons de rechercher comment et pourquoi se produisent ces régressions des lymphadénomes; ce point appelle de nouvelles recherches; nous nous contenterons de le signaler comme un des plus saillants de l'évolution symptomatologique des tumeurs qui nous occupent.

Les lymphadénomes ont encore un certain nombre de caractères qui leur sont communs, l'*indolence* et l'*infectiosité;* rarement ces tumeurs aboutissent à l'ulcération. Les faits rapportés par MM. Martin (1872), Darasse (1876), Paulet (1877), Nicaise (1877), Daymart (1879), Choiseau (1881), peuvent être considérés comme de véritables exceptions.

La maladie est toujours apyrétique, si ce n'est dans les derniers moments de la vie; la fièvre affecte alors le type connu de la fièvre hectique. La durée totale de la maladie est très variable et très difficile à apprécier, le début étant généralement insidieux. Dans certains cas la marche est très rapide, de six semaines à quelques mois, dans d'autres au contraire elle est beaucoup plus lente, d'un à huit ans et même dix ans.

LYMPHADÉNOME LOCALISÉ.

Par lymphadénome localisé il faut entendre une tumeur ayant les caractères anatomiques des lymphadénomes, mais pouvant pendant plusieurs mois, et même plusieurs années, rester limitée en un des points précédemment indiqués.

Ces tumeurs locales sont le plus souvent le premier pas vers la généralisation. Leur gravité, peut-être un peu moindre que pour les lymphadénomes d'emblée généralisés, n'en est pas moins considérable, par des accidents de compression qu'elles déterminent, lorsqu'elles siègent au voisinage d'organes importants. Le plus généralement, le lymphadénome débute par un point quelconque du système ganglionnaire, et cela avec une fréquence qui n'est pas la même pour chacun de ces points, ainsi que nous l'avons vu précédemment : sur 170 cas de lymphadénose, 111 fois le lymphadénome semble avoir débuté par le système ganglionnaire. Sur ces 111 cas, 63 fois la tumeur primitive siégeait dans un des groupes ganglionnaires du cou; dans 21 sur 63 cas, elle paraît n'avoir été accompagnée d'aucune autre généralisation. Dans 42 cas au contraire, l'extension ou la généralisation de la maladie s'est faite avec une plus ou moins grande rapidité.

Le lymphadénome ganglionnaire se présente généralement, au début, sous les apparences d'une petite tumeur du volume d'une noisette ou d'une noix, siégeant soit à l'angle de la mâchoire, soit dans la gaine du sterno-mastoïdien, dans la fosse sus-claviculaire, à la nuque, etc., ou dans tout autre point de la région où les ganglions existent normalement.

Ces tumeurs sont d'abord nettement limitées, roulent sous le doigt, et diffèrent peu de l'adénite chronique. Bientôt, le volume de ces tumeurs augmente lentement, mais par saccades (Virchow, p. 202). Quelquefois ces tumeurs sont mollasses, sans jamais donner au doigt la sensation nette de la fluctuation. La peau qui les recouvre est saine et sans adhérences, souvent sillonnée par des veines distendues. Très rarement elle s'ulcère ; lorsque la tumeur a acquis son volume le plus considérable, par suite de la réunion en une seule masse d'un grand nombre de ganglions successivement envahis par le néoplasme, après des alternatives d'augmentation et de déclin, elle atteint parfois le volume d'une tête de fœtus; ses bords sont tantôt nettement limités, tantôt au contraire il est encore possible de sentir, à sa périphérie, la configuration des ganglions qui la composent.

La palpation de cette tumeur montre que sa constitution n'est pas homogène et qu'à côté de points ayant une faible consistance et paraissant ramollis, il en est d'autres, au contraire, se présentant avec une dureté remarquable.

Pendant toute cette première période, la santé générale reste le plus souvent satisfaisante; des phénomènes graves cependant se produisent, en rapport avec le siège de la tumeur et les organes qui l'avoisinent.

Lorsque la tumeur siège au voisinage des voies aériennes (ganglions du cou, amygdales, follicules de la base de la langue, ganglions bronchiques et du médiastin), on voit survenir des troubles respiratoires qui en dernier terme aboutissent à l'asphyxie. On comprend que dans certaines de ces circonstances où le déplacement et la compression du larynx, l'obstruction des voies respiratoires supérieures, mettent immédiatement en cause la vie du malade, le chirurgien soit amené à pratiquer une trachéotomie [obs. de Panas (1872), de Clark (1874), de Murchison (1878), de Barthélemy *in* thèse Humbert (1878), de Hardie (1880)], ou encore une thoracenthèse, lorsque les tumeurs occupent le médiastin et s'accompagnent d'un épanchement dans les plèvres, qui vient accroître la dyspnée [obs. Goglioso (1874), Desplats (1881), Guglielmetti (1881)].

Lorsque les tumeurs ne sont pas suffisamment volumineuses pour déterminer l'asphyxie, elles peuvent donner lieu à des œdèmes par stase veineuse (œdème du bras, de la face, etc.), ou encore à des phénomènes nerveux, les uns douloureux, les autres indolores, mais pouvant menacer directement la vie (compression des pneumo-gastriques). Lorsque les tumeurs ganglionnaires siègent aux aines, ou dans l'abdomen, elles peuvent également déterminer par leur volume des signes non douteux de compression, signes à l'aide desquels le diagnostic du siège peut être facilité (œdème d'un seul membre ou des deux membres inférieurs, ascite, ictère, par compression du canal cholédoque, etc.).

C'est par asphyxie que la maladie se termine le plus souvent; cependant cette terminaison n'est pas la seule qui soit observée dans ces circonstances; dans quelques cas, en effet, la mort survient subitement dans une syncope.

LYMPHADÉNOMES GÉNÉRALISÉS.

Mais les lymphadénomes restant localisés peuvent être considérés comme une exception; le plus généralement, les adénopathies se généralisent au point d'occuper, chez un même malade, presque tout le système ganglionnaire. Le processus peut même sortir des glandes, et envahir simultanément ou successivement le foie, la rate, les reins, les poumons, les plèvres, le cœur, etc. On comprend combien, dans ces circonstances, l'ensemble symptomatologique peut être complexe, et en face de quelle infinité de combinaisons cliniques l'obse rvateur peut être placé.

Dans ces cas, à la première période, où la tumeur est localisée et où la santé générale reste bonne, succède une deuxième période dans laquelle s'établit une cachexie spéciale, qui enlève le malade après un temps généralement court. On doit dire toutefois que la terminaison par cachexie, même dans les cas où la généralisation des tumeurs est la plus complète et se fait le plus lentement, est moins fréquente qu'on ne le croirait au premier abord (11 fois sur 124 décès); la raison en est que les malades sont enlevés par les troubles apportés dans le système circulatoire ou respiratoire ou par un développement local excessif du néoplasme avant même que cette dernière période n'ait eu le temps de s'installer.

La cachexie survient plus fréquemment lorsque la lymphadénose est compliquée de leucocythémie. Dans ces cas, surtout si la leucocythémie est précoce, l'aspect cachectique et la perte des forces sont en quelque sorte des phénomènes du début. D'après Wunderlich, cette cachexie n'a pas de caractères spéciaux, elle est la même que celle qui vient compliquer les néoformations à marche rapide, telles que cancer, tubercules, tumeurs syphilitiques, etc. Il semble cependant qu'il n'en est pas ainsi. Les malades n'ont pas cette coloration jaune paille caractéristique du cancer ni la teinte terreuse de la cachexie syphilitique.

La peau est simplement décolorée et le terme d'anémie lymphatique (Wilks) convient bien à cet état. Le malade s'affaiblit, tombe dans le découragement, la torpeur physique et intellectuelle, parfois l'embonpoint paraît conservé, d'autres fois l'amaigrissement survient; en dernier terme, tous ces symptômes aboutissent au marasme et à l'hecticité.

Nous ne pouvons passer en revue les symptômes qui accompagnent chacune des productions lymphatiques en particulier; cette tâche nous forcerait à dépasser les limites d'un mémoire, d'ailleurs ces symptômes sont bien plus souvent des symptômes de voisinage analogues à ceux que nous avons précédemment décrits, pour les lymphadénomes ganglionnaires, que des symptômes propres aux tumeurs elles-mêmes.

Nous nous contenterons donc d'esquisser à grands traits la symptomatologie locale de quelques manifestations de la maladie; le groupement de ces symptômes donnera une idée d'ensemble de la symptomatologie de la lymphadénose généralisée.

LYMPHADÉNOMES DE LA RATE.

Dans quelques cas où l'hypertrophie de la rate constitue le phénomène initial, on constate la présence d'une tumeur plus ou moins volumineuse, qui peut même devenir énorme, comme dans une des observations de MM. Turner et Sutton, où elle s'étendait jusqu'à environ deux pouces du pubis. La présence de cette tumeur est signalée par quelques douleurs locales, gonflement du ventre et aussi par des phénomènes d'anhélation. Les troubles digestifs semblent précoces (anorexie, nausées, vomissements, etc.). Dans quelques cas les altérations spléniques peuvent s'accompagner de lésions inflammatoires du péritoine. Cette complication a été signalée dans deux observations de MM. Turner et Sutton, précédant la mort de quelques jours. A mesure que la maladie se développe, la tuméfaction ganglionnaire d'une part, les généralisations viscérales d'antre part, amènent tout un nouveau cortège de symptômes qui, comme précédemment, aboutissent en dernier terme à la cachexie et à la mort. Enfin la leucocythémie vient dans la majorité des cas apporter un nouveau contingent de symptômes sur lesquels nous reviendrons.

AMYGDALES.

Les lymphadénomes de l'amygdale se présentent au début sous les apparences d'une hypertrophie simple. La forme, la couleur, la consistance sont les mêmes dans les deux cas, aussi l'erreur de diagnostic est-elle presque inévitable (Broca, *Clinique inédite*, 18 février 1879). Le chirurgien est ainsi conduit à pratiquer l'ablation de cette tumeur. On voit alors celle-ci se reproduire, devenir frangée sur les bords et s'ulcérer. En même temps les ganglions du cou se prennent. Quelquefois les choses en restent là, et le malade succombe par la gêne apportée aux fonctions respiratoires. Dans d'autres circonstances on voit apparaître des tuméfactions ganglionnaires aux aines, aux aisselles (obs. de Panas), et la maladie se généralise, présentant les mêmes symptômes que précédemment.

TESTICULE.

Lorsque le lymphadénome siège dans le testicule, il constitue une tumeur dont la consistance rappelle celle de l'enchondrome et occupant, tantôt la glande même, tantôt l'épididyme. Dans ce dernier cas le testicule sain semble accolé et aplati sur la tumeur, d'autres fois le testicule et l'épididyme sont simultanément envahis. Tantôt la tumeur est indolente (obs. de Nepveu), tantôt, au contraire, elle donne lieu à des irradiations douloureuses vers les cuisses et les lombes; ce dernier cas même paraît plus fréquent (obs. de Ledouble, Nepveu, Segond et Bazy, Doyen). La peau est toujours saine et sans adhérences. Le volume de la tumeur n'est jamais excessif. La généralisation n'est pas toujours aussi précoce, ni aussi rapide que l'admettent MM. Monod et Terrillon. C'est du moins ce qui ressort des observations que nous venons de rappeler. Dans l'observation de M. Letulle, la tumeur datait de sept ou huit ans, dans celle de M. Doyen elle datait de trois ans, et dans l'observation de M. Trélat le début de la tumeur remontait à neuf ans. MM. Monod et Terrillon pensent que le pronostic de ces tumeurs est toujours fatal et que l'intervention chirurgicale a toujours été sans effet utile. Or, d'après nos observations, sur neuf cas de lymphadénomes du testicule, dont huit traités par la castration, on relève deux décès à la suite de l'opération. La guérison s'est maintenue dans quatre cas. Dans un cas l'état du malade s'est amélioré; le dernier cas était en traitement lors de la publication de l'observation (Segond et Bazy).

VOIES DIGESTIVES.

Les lymphadénomes de l'estomac et de l'intestin ont une symptomatologie encore peu connue, ce qui rend le diagnostic de ces lésions sinon impossible, tout au moins très incertain pendant la vie. Les phénomènes du début consistent simplement dans des troubles dyspeptiques qui résistent à toute médication; puis surviennent des vomissements incoercibles, de la diarrhée, qui entraînent rapidement l'amaigrissement et la cachexie. Les vomissements sont simplement alimentaires ou bilieux. Les hématémèses, le mélœna, ne se trouvent signalés dans aucune des observations que nous avons analysées. Lorsqu'au contraire la lymphadénose intestinale s'accompagne de leucocythémie, les hémorrhagies sont fréquentes. La généralisation aux ganglions lymphatiques autres que les ganglions mésentériques n'a habituellement pas le temps de se faire, car le malade succombe très rapidement aux progrès d'une cachexie précoce. Il en résulte que la confusion peut s'établir entre le lymphadénome de l'estomac, l'ulcère simple et le cancer. Ces deux dernières affections sont plus fréquentes. Dans l'ulcère simple, des troubles dyspeptiques graves peuvent se montrer pendant longtemps, sans troubles appréciables de la santé générale. Au contraire, dans le lymphadénome comme dans le cancer, la cachexie est prématurée. Le plus souvent, dans le cancer, il est possible de sentir par la palpation la présence d'une tumeur. Dans le lymphadénome, la palpation ne fournit aucun renseignement par suite du siège anatomique du néoplasme. Dans le cancer et dans l'ulcère, les douleurs ont un caractère qui leur est propre ; dans le lymphadénome, la marche de la maladie est absolument insidieuse et les douleurs, lorsqu'elles existent, ne diffèrent pas de celles qui accompagnent les névroses gastriques. Le lymphadénome de l'estomac ou de l'intestin s'accompagne parfois d'ictère, d'œdème des membres inférieurs, d'ascite; symptômes qui trouvent une suffisante explication, soit dans l'extension du néoplasme, soit dans les progrès de la cachexie.

PEAU.

D'après le docteur Fabre, la lymphadénie cutanée présenterait quatre périodes, quelquefois bien distinctes, mais le plus souvent empiétant l'une sur l'autre :

1° Une *période initiale*, caractérisée par l'apparition sur la peau en poussées successives, de taches congestives simulant l'urticaire ou l'érythème papuleux ou encore l'eczéma au début de l'éruption ;

2° Une *période lichénoïde* présentant des papules persistantes, à démangeaisons très vives, accompagnées d'insomnie ;

3° Une *période de transition*, dans laquelle l'éruption de lichen coïncide avec la présence de plaques indurées d'un rouge brun, puis enfin avec l'apparition des premières tumeurs néoplasiques.

4° Enfin une période de cachexie.

M. Hillairet, dans sa présentation à l'Académie d'un malade atteint de cette affection, a longuement insisté sur la variabilité des tumeurs cutanées de la lymphadénie, dont quelques-unes prennent un très grand volume, tandis que d'autres diminuent et même disparaissent. Ce caractère avait été déjà noté dans les précédentes observations. La lymphadénie cutanée s'accompagne parfois de généralisation au système ganglionnaire ou aux viscères et se termine le plus souvent par la cachexie,

COMPLICATIONS. LEUCOCYTHÉMIE.

Parmi les complications qui peuvent survenir dans le cours de la lymphadénose, la leucocythémie, sur laquelle nous avons déjà précédemment appelé l'attention, par son importance et par les caractères qu'elle imprime à la marche de la maladie mérite d'être reprise à nouveau.

Par *leucocythémie*, il faut entendre une altération du sang caractérisée par le développement anormal des leucocytes et par une modification dans la composition chimique de ce liquide, et non une maladie spéciale ayant une évolution nettement déterminée. La leucocythémie accompagne, en effet, avec des degrés variables dans son intensité les maladies les plus diverses, telles que la pyohémie, la fièvre puerpérale, la diphthérie (Bouchut), la syphilis (Virchow), la fièvre typhoïde, le choléra, la dyssenterie, l'érysipèle malin, la scrofule, la pleurésie purulente (Galet, *Lyon médical*, 1880), le goître (Holland et Neale); d'autre part, M. Brown-Séquard a constaté dans des états physiologiques la présence d'un excès de leucocytes dans le sang; M. Bollinger a vu la leucocythémie, succéder à d'abondantes saignées pratiquées sur le cheval (*Recueil de méd. vétér.*, 1875).

M. Colin (1875) a établi une réelle identité entre les leucocythémies physiologiques, ou leucocythoses, et celles qui se lient à des états pathologiques; « il n'y a entre elles, dit-il, aucune différence essentielle, ni dans le siège, ni dans le mécanisme, elles ne se distinguent réellement que par le degré et la durée. Celles que l'on appelle leucocythémies, paraissent devoir leur gravité aux états complexes qui s'y lient, aux troubles coïncidants de la sangnification et de la nutrition qui mettent obstacle aux transformations ou à la destruction normale des globules blancs. » MM. Littré et Robin (1878-1879), *in* dict. de Nysten, art. Lymphadénome, admettent que la leucocythémie peut coexister avec le lymphadénome à titre de complication. La démonstration de cette opinion résulte de l'examen même des faits que nous avons analysés; dans vingt-cinq observations, le leucocythémie est survenue à des périodes variables de la maladie et à des degrés divers d'intensité. Dans quelques cas, il s'agit simplement d'une légère augmentation des globules blancs, peut-être d'une simple hypoglobulie (Pauffard, Panas, Segond et Bazy). Dans d'autres cas, au contraire, les globules blancs sont très abondants (Kelsch, Turner et Sutton, Lasègue, Chauvel). L'état pathologique nouveau, créé par cette complication, semble entraîner comme conséquence la production de nouveaux symptômes : hémorrhagies externes ou internes, apparition généralement précoce de la fièvre et de la cachexie.

Les hémorrhagies diverses sont signalées déjà par Virchow; nous les retrouvons dans les observations de Bourdon de Kelsch, de Turner et Sutton (deux observations) de Perrin, etc. Des faits analogues ont permis à MM. Jaccoud et Labadie-Lagrave, Mosler, de comparer l'état que produit la leucocythémie à une véritable diathèse hémorrhagique, sorte de scorbut, où l'on trouve des suffusions sanguines dans les tissus et divers parenchymes et jusqu'à des pétéchies. Ces hémorrhagies se produisent par presque toutes les muqueuses (épistaxis, stomatorrhagie, hématemèse, hémorrhagie intestinale, hématurie) ou bien encore au sein même des organes (cas de Virchow), où elles se présentent sous l'apparence de noyaux leucémiques déjà décrits. Le second symptôme, paraissant relever directement de la leucocythémie, est la fièvre qui affecte quelquefois la forme intermittente, mais qui le plus souvent n'a pas de caractères propres; elle semble en rapport avec la cachexie même dont la leucocythémie provoque rapidement l'apparition. La terminaison dans tous les cas de lymphadénose compliquée de leucocythémie accentuée, est fatale. La mort survient alors soit par marasme, soit subitement dans une syncope.

Ici se poserait une question qu'il est difficile de résoudre dans l'état actuel de la science et qui appelle de nouvelles recherches. Le nom de leucocythémie doit-il être conservé, pour exprimer un état pathologique nettement défini, ou bien la leucocythémie, à titre d'entité morbide, doit-elle être définitivement rejetée du cadre nosologique pour prendre place à côté de l'albuminurie par exemple, qui n'est que l'expression de processus divers (rhumatisme, scarlatine, etc.). En d'autres termes, la leucocythémie peut-elle être essentielle, ou bien n'est-elle qu'un complexus morbide, qui vient se surajouter, dans des circonstances encore indéterminées à des maladies différentes par leur origine et par leur évolution. Les deux opinions peuvent se défendre, car les documents manquent de part et d'autre pour pouvoir asseoir un jugement sans appel. Dans le cas particulier qui nous occupe, il y aurait lieu de distinguer dans les observations rapportées sous le titre de leucocythémie splénique, celles qui se rattachent à la lympadénose par la nature des lésions constatées au microscope après la mort, de celles qui en ont été rapprochées par le fait seul de l'existence de la dyscrasie sanguine, alors que les lésions anatomiques étaient de nature différente.

Malheureusement, d'une part, les affections de la rate nous sont peu connues, et d'autre part, les observations sont rarement assez complètes pour que l'on puisse les grouper dans des classes distinctes. Quant aux cas de leucocythémie lymphatique, il semble que l'on doive les ranger dans plusieurs catégories, les uns appartenant à l'histoire du sarcome vrai primitif ganglionnaire, les autres à l'histoire du cancer, les autres enfin, et ce sont de beaucoup les plus nombreuses, à la lymphadénose. Mais, comme pour la leucocythémie splénique, vouloir établir dès aujourd'hui, des distinctions basées plutôt sur des appréciations que sur des réalités, serait une œuvre téméraire. Il importe que de nouvelles observations relatant dans tous leurs détails et les symptômes constatés pendant la vie, et les lésions anatomiques révélées par le microscope, après la mort, soient recueillies. Elles seules, pourront donner, non des présomptions, mais peut-être la certitude.

DIAGNOSTIC DIFFÉRENTIEL.

Il serait de la plus grande importance de pouvoir établir, dès le début, le diagnostic du lymphadénome, alors que la tumeur reste limitée soit à un groupe ganglionnaire, soit à un organe facilement accessible aux instruments du chirurgien. C'est, en effet, sur ce diagnostic que se base la thérapeutique toute entière. Les erreurs sont fatales, tandis qu'au contraire, ainsi que nous le verrons bientôt, une intervention faite dans des conditions déterminées, peut amener, sinon la guérison absolue, tout au moins une amélioration qui peut être considérée comme une véritable guérison.

1° *Adénite chronique.*

Or, les lymphadénomes ganglionnaires peuvent être confondus avec la plupart des adénopathies, telles que celles produites par l'inflammation chronique, simple, scrofuleuse ou infectieuse, par l'adéno-lymphocèle, etc. Les *adénites chroniques* surviennent tantôt sans que les vaisseaux lymphatiques afférents soient malades, tantôt par propagation d'une lésion affectant les origines des réseaux des vaisseaux lymphatiques afférents (Ledentu et Longuet). Le ganglion est augmenté de volume et dur. La marche de ces adénites est presque semblable à celle du lymphadénome au début. On note, en effet, des alternatives d'augment et de déclin dans le volume de la tumeur. Dans les deux cas, l'état général est satisfaisant, mais dans le lymphadénome, le plus souvent la tumeur s'étend sur place englobant les ganglions voisins qui finissent par ne plus constituer avec la tumeur primitive qu'une seule tumeur d'un volume parfois considérable. Il semble d'ailleurs que dans l'adénite chronique, les alternatives d'augment et de déclin ramènent toujours la tumeur à un volume sensiblement le même; dans la lymphadénome, si la tumeur diminue, elle ne tarde pas à se reproduire en dépassant de beaucoup son volume primitif. Enfin, la disparition des tumeurs dans la lymphadénose doit être considéré comme un symptôme grave et précédant souvent la mort de quelques jours (voir rétrogression des lymphadénomes). Toutefois il faut bien reconnaître, qu'en dehors de l'étiologie qui peut séparer quelquefois le lymphadénome ganglionnaire de l'adénite, le diagnostic différentiel de ces deux affections est presque impossible (Paulet, Tillaux, Desprès, Verneuil) (*Soc. de Chir.* 1877). D'autant qu'il est probable que le lymphadénome peut se développer chez des individus atteints antérieurement d'adénites (Obs. Passaquay, Turner et Sutton etc.). Le diagnostic est donc entièrement basé sur un examen approfondi des antécédents, de l'état local des organes voisins, bien plus que sur les caractères même et sur l'évolution de la tumeur. Ultérieurement, la marche des deux affections diffère, car le plus souvent le lymphadénome ganglionnaire se généralise tandis que l'adénite chronique reste localisée.

2° *Adénite scrofuleuse.*

Les *adénites scrofuleuses* se distinguent plus facilement des lymphadénomes ganglionnaires localisés. Le plus souvent, en effet, elles sont l'apanage de l'enfance ou de l'adolescence. Le lymphadénome au contraire atteint plus fréquemment les adultes. Dans un grand nombre de cas, les antécédents scrofuleux viennent mettre sur la voie du diagnostic. La marche des deux maladies diffère. Les adénites scrofuleuses se ramollissent de bonne heure, la dégénérescence caséeuse est presque la règle, l'inflammation se propage à la coque et au tissu voisin. On voit se produire un adéno-phlegmon qui parfois s'ouvre spontanément, laissant après lui des cicatrices indélébiles et caractéristiques. La terminaison par suppuration et par ulcération est très rare dans le lymphadénome et lorsqu'elle a lieu, des bourgerons charnus exubérants, véritables champignons d'apparence sarcomateuse (Verneuil), donnent immédiatement à la plaie les caractères des tumeurs de mauvaise nature.

3° *Adénite tuberculeuse.*

L'*adénite tuberculeuse* se présente quelquefois avec les apparences du lymphadénome. Dans l'un et l'autre cas la tumeur est constituée par la réunion en une seule masse d'un grand nombre de ganglions. Dans l'un et l'autre cas, la palpation révèle des foyers de ramollissement. Mais dans la tuberculose ces foyers proviennent de dégénérescences caséeuses disséminées dans la masse qui se liquéfie. L'inflammation gagne la coque et les tissus voisins, la peau adhère à la tumeur et l'on voit comme dans les adénites scrofuleuses se produire des fistules souvent intarissables. Dans le lymphadénome, au contraire, les foyers de ramollissement proviennent de l'accumulation en certains points d'une abondance de leucocytes. Ces foyers n'ont aucune tendance à la suppuration. Lorsqu'on les ponctionne, au lieu du pus granuleux que l'on voit s'écouler dans les adénites tuberculeuses, il sort simplement un liquide peu abondant, blanchâtre ou teinté de sang et contenant une grande quantité de corpuscules lymphatiques. Dans les cas douteux, il serait utile de recourir à l'inoculation. Celle-ci positive dans les cas de tuberculose, semble devoir rester sans succès dans les cas de lymphadénose, si l'on s'en rapporte aux expériences entreprises dans ce sens par MM. Rosler et Bollinger à l'aide de produits leucocythémiques. Quant aux bacilles, qui jusqu'à présent paraissent spécifiques des affections tuberculeuses, leur présence suffirait pour différencier les deux tumeurs, si des recherches avaient été tentées pour s'assurer de leur non-existence dans les néoplosmes de la lymphadénie.

4° *Adénite syphilitique.*

Les adénites syphilitiques ont des caractères bien connus. Presque tout le système ganglionnaire superficiel est simultanément affecté (aine, nuque, épithrochlée), mais le volume des ganglions n'est jamais très considérable ; rarement, il dépasse celui d'une noisette. Les tumeurs sont séparées les unes des autres, se succédant comme les grains d'un chapelet (pleïades ganglionnaires) : elles sont dures et roulent sous le doigt. D'autre part, ces symptômes succèdent à une infection initiale, dont on retrouve assez facilement les traces. La marche et les commémoratifs suffisent donc pour différencier cette forme d'adénopathie des tumeurs de la lymphodénose.

5° *Lymphangiome.*

Au début et lorsque le lymphadénome est encore unique ou simplement limité à un groupe ganglionnaire, il se distingue assez aisément à l'aide des caractères suivants des lymphangiomes, dont une variété a été décrite par M. Anger sous le nom d'adéno-lymphocèle. La tumeur du lymphadénome d'apparence marronnée est plus ou moins dure suivant sa forme anatomique, et est toujours irréductible ; dans l'adéno-lymphocèle, la tumeur présente des bosselures qui correspondent à autant de lobes, quelquefois nettement circonscrits, d'autres fois en continuité avec les parties profondes. Cette tumeur est dépressible plutôt que réductible et la main perçoit une sensation caractéristique de cordons enroulés, de noyaux épars, diminuant par la pression, sans se réduire complètement (Anger). D'ailleurs, la lésion disparaît par le repos, surtout dans le décubitus dorsal, ce qui n'a pas lieu dans le lymphadénome. Si les deux maladies présentent quelques analogies dans leur marche, elles ont aussi des différences qu'il suffit de signaler. Dans les deux cas, la tumeur peut rester limitée et la santé n'être pas atteinte, puis à une date, plus ou moins éloignée du début, suivant les circonstances, dans l'une et l'autre maladie s'installe une cachexie spéciale, véritable anémie lymphatique. Mais outre les caractères déjà mentionnés, le plus souvent le lymphadénome se généralise ; au contraire la tumeur de l'adénolymphocèle est essentiellement locale, parfois double et symétrique (Nélaton.) D'ailleurs autant les complications inflammatoires sont rares dans la première de ces affections, autant elles sont fréquentes dans la seconde. C'est même à ses complications (angioleucite phlegmoneuse, rapidement septique), que les malades succombent (Nélaton).

6° *Sarcome et carcinome.*

Le diagnostic différentiel du lymphadénome ganglionnaire primitif, d'avec le sarcome primitif semble impossible dans l'état actuel de la science ; car les observations de sarcomes vrais des ganglions sont extrêmement rares. M. Vaillard n'a pu en réunir que trois cas.

Au début les tumeurs se présentent avec les mêmes apparences, mais dans le lymphadénome local, à marche lente, il n'y a pas de tendance à l'ulcération, tandis qu'au contraire dans le sarcome, la coque ganglionnaire, les organes voisins, la peau, sont après un temps variable, envahis par le néoplasme. Les généralisations semblent plus précoces dans le lymphadénome. L'évolution de la tumeur sarcomateuse est plus régulière. Celle-ci s'accroît progressivement et lentement. Dans le lymphadénome, au contraire, comme dans les adénites chroniques, la tumeur croît par poussées successives ou par saccades, avec des alternatives d'accroissement et de diminution. Quant au cancer primitif des ganglions, qui pourrait donner lieu à confusion avec le lymphadénome, la rareté en est extrême. Le cancer secondaire est d'un diagnostic généralement facile.

Les limites de ce mémoire nous empêchent de passer en revue les points sur lesquelles doivent être basés le diagnostic différentiel des tumeurs de la lymphadénose, siégeant primitivement ailleurs que dans les ganglions. Il nous faudrait, en effet, reprendre la pathologie de presque tous les organes où ces tumeurs se développent.

PRONOSTIC ET TRAITEMENT.

1° *Lymphadénomes ganglionnaires du cou.*

Le pronostic de la lymphadénose est très grave, puisque sur 170 cas. nous relevons 124 décès. Il est moins sombre cependant, que celui du cancer, auquel il est souvent comparé. Il est subordonné au siège de la tumeur, à son extension ou à sa généralisation, à la date d'apparition plus ou moins hâtive de la cachexie, enfin aux complications intercurrentes, parmi lesquelles nous avons placé en première ligne la leucocythémie. D'ailleurs les éléments du pronostic sont établis sur les données suivantes :

Sur 21 cas où les lymphadénomes sont restés localisés dans les ganglions du cou, 13 cas ont été opérés qui ont fourni 10 guérisons, 1 amélioration, 1 mort, 1 résultat inconnu. Dans les 8 cas, au contraire, où les tumeurs ont été abandonnées à leur évolution propre, et le malade soumis seulement à un traitement médical, on note 1 amélioration, 4 morts et 3 résultats inconnus ou nuls. Dans un seul de ces cas il y avait leucocythémie et encore celle-ci n'existait-elle qu'à un faible degré.

Dans 42 cas où cette première manifestation du lymphadénome au cou, a été suivie degénéralisation, les résultats ont'été les suivants :

Opérés.......... 6 : dont 1 avec leucocythémie.		Morts............. 6
Traités médicalement............. 36 (dont 8 avec leucocythémie).	Morts....	30, dont 8 avec leucocythémie.
	Guéri....	1, par le phosphore.
	Amélioré.	1, par la liqueur de Fowler.
	Résultats inconnus ou nuls : 4.	

On voit, d'après cela, que le pronostic du *lymphadénome primitif localisé* est relativement bénin, au cou, puisqu'il permet au chirurgien une intervention utile. Au contraire, le lymphadénome primitif du cou, s'accompagnant de généralisation ou compliqué de leucocythémie est d'une très grande gravité et détermine la mort dans tous les cas. Les améliorations ou les guérisons ne sont probablement que des états transitoires que l'on verrait se terminer par la mort, si les malades étaient suivis plus longtemps.

2° *Lymphadénomes ganglionnaires des aisselles.*

Les lymphadénomes des aisselles ont été rencontrés comme manifestation primitive et locale dans 6 cas qui donnent les résultats suivants :

Opérés..................... 3	Guéris..................... 3	
Non opérés..................... 3 (dont un avec leucocythémie).	Mort....... 1	Avec leucocythémie, injections interstitielles d'iode.
	Amélioré... 1	
	Résultat nul. 1	

Dans le cas où le début était le même, mais où la généralisation a suivi, il y eut :

Opéré..................... 1	Résultat définitif inconnu.
Non opérés..................... 3 (dont un avec leucocythémie).	Morts.... 2, dont 1 avec leucocythémie.
	Amélioré. 1, par le phosphore.

Comme précédemment, le lymphadénome localisé des aisselles, lorsqu'il reste localisé et lorsqu'il n'est pas compliqué de leucocythémie, permet au chirurgien d'intervenir efficacement, ce qui diminue la gravité du pronostic. Abandonnées à elles-mêmes ou tardivement opérées, les tumeurs se généralisent et le pronostic en devient très grave.

3° *Lymphadénomes des aines.*

Dans un seul cas, la tumeur est restée localisée aux ganglions inguinaux. Ce cas s'est terminé par la mort, quelques jours après une opération qui fut suivie d'un érysipèle.

Dans quinze cas, dont trois avec leucocythémie, le lymphadénome des ganglions inguinaux détermina des généralisations diverses. Il y eut :

Opérés	3	Morts	3
Non opérés (dont 3 avec leucocythémie).	12	Morts	10, dont 3 avec leucocythémie.
		Améliorés	1.
		Résultat nul	1.

La seule remarque à faire au sujet de cette statistique est la suivante : c'est que sur quatre opérations, dans trois cas, la généralisation à suivi et sur seize cas, il y a eu quatorze décès. Le pronostic du lymphadénome inguinal, semblerait donc plus grave que celui des lymphadénomes du cou ou des aisselles au point de vue des généralisitions ultérieures.

4° *Lymphadénomes du médiastin.*

Les lymphadénomes intra-thoraciques ou du médiastin ont une très grande gravité et déterminent la mort dans tous les cas (11 fois sur 11 cas). Ce résultat était facile à prévoir, étant donné le siège de la tumeur et le voisinage des organes de la respiration et de la circulation.

5°. *De l'abdomen.*

Les lymphadénomes des ganglions de l'abdomen (mésentériques, iliaques, lombaires, etc.) de même que les lymphadénomes intra-thoraciques ont un pronostic des plus sombres, car les généralisations sont la règle et la mort en est la conséquence. En effet, sur onze cas dans lesquels ces groupes ganglionnaires semblent primitivement avoir été intéressés, dans deux observations seulement, les tumeurs restèrent locales et déterminèrent la mort. Dans neuf cas où il y eut généralisation, huit fois les malades succombèrent, un seul fut amélioré à la suite d'un traitement médical.

6° *Des voies digestives.*

Les lymphanénomes des voies digestives ou de leurs annexes paraissent également avoir une très grande gravité.

Lymphadénomes de l'estomac	1 cas, suivi de mort.
— de l'intestin	2 cas, suivis de mort.
— de la rate	7 cas, dont 3 avec leucocythémie, suivis de mort.
— du foie	1 cas suivi de mort.
— du pancréas	1 cas suivi de mort.
— des follicules de la base de la langue	1 cas, suivi de mort.

Tous les cas que nous avons relevés se sont terminés par la mort, sauf dans une seule observation (lymphadénome du pharynx, Israël) où le malade fut guéri par un traitement arsénical.

7° *Testicule.*

Le pronostic du lymphadénome testiculaire est relativement bénin. En effet, dans neuf observations où la tumeur eut le testicule pour siège primitif, cinq fois elle resta localisée à cet organe. De ces cinq cas, quatre ont été traités par la castration qui ont fourni quatre guérisons; dans le dernier cas, la mort fut accidentelle (fracture tibio-tarsienne). Dans quatre autres cas dont un avec leucocythémie, l'intervention chirurgicale n'empêcha pas la généralisation de se produire. De ces quatre cas, deux se terminèrent par la mort, un par une amélioration, le dernier était en traitement lors de la publication de l'observation.

8° *Amygdales.*

Le pronostic du lymphadénome des amygdales, varie suivant que le néoplasme reste ou non localisé et est ou non opéré. En effet, sur huit observations, dans deux cas où le lymphadénome de l'amygdale se présentait sous forme de tumeur circonscrite et fut opéré, il y eut un cas où l'amélioration fut telle à la suite de l'opération, que l'on pouvait croire à une véritable guérison et un cas où le résultat final n'est pas indiqué. Dans six autres cas, le néoplasme après avoir envahi primitivement l'amygdale se généralisa dans des points variables. Il y eut cinq morts et une seule amélioration. Dans quatre cas le chirurgien avait dû pratiquer une opération de nécessité qui n'avait pu empêcher le dénouement fatal. Dès lors il semble que le lymphadénome de l'amygdale soit suivi le plus souvent de généralisation, ce qui, pour le chirurgien devient une sérieuse contre-indication opératoire.

9° *Tissu cellulaire et peau.*

Il en est de même des tumeurs lymphadénomateuses qui ont pour siège primitif le tissu cellulaire superficiel ou profond (sous-cutané, de l'orbite, de l'abdomen, du bassin, etc.) ou la peau. Dans ce cas, en effet, la généralisation rapide est la règle presque absolue, et la mort la terminaison. Dans les dix cas que nous avons recueillis, il y eut généralisation et neuf fois la mort s'ensuivit. Le résultat n'est pas indiqué pour le dixième cas.

En résumé, le pronostic du lymphadénome paraît contenu tout entier dans la règle suivante, déjà posée par M. Panas en 1867 (*Soc. de chir.*) : *Si le néoplasme est local*, s'il n'y a ni généralisation, ni leucocythémie, et si l'état général est satisfaisant, enfin si la tumeur semble avoir eu une évolution lente, le *pronostic est bénin, non pas par lui-même*, *mais parce qu'il laisse place à l'intervention chirurgicale* qui, dans un grand nombre de cas, permet d'obtenir la guérison. Si les conditions sont opposées, le pronostic devient fatal, et le malade doit être, sinon abandonné à lui-même, au moins traité par des moyens palliatifs que nous indiquerons.

TRAITEMENT CHIRURGICAL.

Le traitement chirurgical peut être palliatif ou radical.

Le traitement palliatif est souvent un traitement de nécessité imposé au chirurgien qui cherche alors à atténuer des symptômes rapidement mortels (trachéotomie, thoracentèse, morcellement de la tumeur).

Quant au traitement radical, il comporte des opérations dont la gravité même varie avec le siège des tumeurs dont il s'agit de pratiquer l'ablation. C'est ainsi, en effet, que pour des tumeurs de même nature, on pratiquera tantôt une énucléation plus ou moins laborieuse des ganglions altérés, tantôt une amygdalotomie, ou une castration, tantôt même une splénotomie. Dans l'espèce, ces opérations sont peu comparables, et l'on conçoit sans peine que le pronostic de la maladie soit intimement lié au pronostic même de l'opération qu'elle nécessite. Au point de vue opératoire, deux questions sont tout d'abord à résoudre. Existe-t-il ou non de généralisation? Y a-t-il ou non leucocythémie? Les généralisations sont parfois très insidieuses (Trélat). Quelques points cependant permettent, sinon de les reconnaître, tout au moins de les soupçonner. Ce sont les troubles respiratoires (toux, dyspnée, etc.) qui accompagnent les phénomènes stéthoscopiques habituels de l'adénopathie bronchique, ou de la pleurésie; ce sont les troubles digestifs (nausées, vomissements, diarrhée, ictère, etc.) ou des troubles circulatoires (inégalité des deux pouls, œdèmes, ascite, etc.). Mais il faut bien reconnaître que dans certaines circonstances le diagnostic prématuré de ces généralisations est presque impossible. Or, s'il est vrai de dire qu'une opération pratiquée dans les conditions que nous avons mentionnées, est inutile, il semble par contre, que toute opération tentée alors qu'il existe quelque part une tumeur latente de même nature que celle qui est enlevée, donne un véritable coup de fouet à la maladie et en accélère la terminaison.

Le traumatisme chirurgical semble alors comparable à ces traumatismes accidentels qui, ainsi que nous l'avons précédemment établi, sont des causes adjuvantes de la lymphadénose.

Quant à l'importance du diagnostic de la leucocythémie au point de vue opératoire, elle ressort d'une part des faits que nous avons analysés et qui tous dans ces circonstances se sont terminés par la mort; et d'autre part des faits de splénotomie réunis par Herbert-Collier (1882). Sur 29 cas d'ablation de la rate dont 16 avec leucocythémie et 13 pour des affections diverses, tous les cas de la première catégorie ont été suivis de mort.

Le mécanisme de la mort est presque toujours le même, le plus généralement il s'agit d'hémorrhagies, la plupart du temps foudroyantes.

Au contraire, sur les 13 cas de la deuxième catégorie, on compte 8 guérisons et 5 morts. A ces cas, l'on peut ajouter celui plus récent de Billroth (*Semaine médicale*, 29 mars 1884), dont le résultat s'annonçait comme satisfaisant et dans lequel l'examen microscopique montra qu'on avait eu à faire à un lympho-sarcome de la rate.

Il résulte de tous ces faits que la leucocythémie est une formelle contre-indication opératoire. Mais par leucocythémie, il faut entendre non pas l'hypoglobulie ou une augmentation légère, on peut dire, insignifiante de leucocytes dans le sang, mais bien la leucocythémie dans ses formes plus accentuées. Il semble que le pronostic opératoire s'échelonne suivant une série de cas de l'hypoglobulie jusqu'à le leucocythémie vraie. Déjà plus grave, toutes choses égales d'ailleurs, lorsque le sang commence à subir une modification dans sa constitution, état dans lequel les opérations radicales peuvent encore être tentées, il devient fatal lorsque la dyscrasie sanguine a atteint son maximum ou du moins s'en rapproche.

Traitement médical. — Le traitement médical, comme nous l'avons vu, peut jusqu'à un certain point servir de critérium au diagnostic, en affirmant que les tumeurs sont indépendantes de toute manifestation diathésique autre que le lymphadénose. On a espéré obtenir à l'aide de ce traitement la résolution des tumeurs lymphadénomateuses et chaque médication revendique pour sa part quelques cas de succès.

Les toniques trouvent leurs indications dans les cas où l'état général est mauvais. Les préparations martiales, en particulier celles qui sont facilement assimilables, telles que le tartrate, citrate de fer, etc., retardent l'apparition de la cachexie ou peuvent la combattre. L'hydrothérapie est un modificateur général puissant, il en est de même des bains de mer, qui semblent avoir donné quelques succès à M. Verneuil et qui agissent dans le même sens.

Les anti-scrofuleux ne donnent aucun résultat utile (*Billroth pathol. gén.* p. 154).

La médication iodée (teinture d'iode à l'extérieur et à l'intérieur, injections interstitielles de teinture d'iode, iodure de potassium à l'intérieur, pommades iodurées, etc.), n'a donné que des résultats contestables. Les succès obtenus par Wunderlich, Hughes Tunningham, Messenge Bradley, Luton, Langenbeck, n'autorisent pas à attribuer à l'iode une puissance analogue à celle que les préparations iodées possèdent contre les manifestations de la scrofulose.

La médication par le phosphore basée sur des idées théoriques (*Naumam-Deutsch Archiv. fur Klin.-méd. et Courrier médical* 1879), semble avoir déterminé une amélioration assez notable dans une observation de M. Verneuil rapportée par Grocler. Cette médication très employée en Angleterre, y a rencontré de nombreux détracteurs, en particulier le Dr Grenhaw (*Soc. clin. de Londres*, 1877) qui s'est prononcé énergiquement contre son emploi, aussi bien dans la leucocythémie que dans le lymphadénome. Entre les mains de Broadbent, Wilson Fox et Noxon, cette médication n'a guère fourni de résultats satisfaisants.

Les préparations hydrargyriques, sous toutes leurs formes, si actives lorsqu'elles s'adressent à la syphilis, restent inefficaces lorsqu'il s'agit de déterminer la résorption des lymphadénomes. Il semble même que ces préparations ne doivent être employées dans ces cas qu'avec la plus grande circonspection, car elles vont à la rencontre d'une des principales indications, maintenir l'état général dans les meilleures conditions possibles.

La médication arsénicale, mérite de nous arrêter quelques instants; elle a été utilisée dans un double but, soit comme médication tonique soit comme médication altérante, destinée à amener la résolution des tumeurs; l'arsenic et ses préparations (ac. arsénieux, liquide de Fowler, sulfures, etc.) ont été administrés à l'intérieur ou en injections parenchymateuses, mais le plus souvent les deux modes ent été combinés en un même traitement.

Oppolzer (1858) a employé la liqueur de Fowler à l'intérieur sans grand succès. Billroth (1858) paraît s'être bien trouvé de la liqueur de Fowler donnée simultanément à l'intérieur et en injections parenchymateuses. Dans un cas de lymphomes multiples, publié par la *Revista clinica de Bologne* de 1873, cinq gouttes de liqueur de Fowler matin et soir, amenèrent au bout de deux mois la disparition presque complète des tumeurs ganglionnaires.

Winiwarter (1875) relève quelques cas de guérison par la méthode de Billroth. Czerny (*Bull. de thérap. de* 1881) en employant le même procédé aurait guéri des lymphomes glandulaires; en six mois, il a obtenu la guérison complète d'une malade qui avait pris à l'intérieur 746 gouttes et à laquelle il avait fait 76 injections de 10 gouttes de liqueur de Fowler.

Israël (1880) a traité avec succès une tumeur ayant les apparences d'un lymphosarcome, implantée sur la paroi postérieure du pharynx, accompagnée de tuméfaction dure des ganglions sous-maxillaires et axillaires, à l'aide de la liqueur de Fowler à l'intérieur et en injections parenchymateuses (à l'intérieur, liqueur de Fowler 5 grammes, teinture de fer pommée, 20 centigrammes; 10 gouttes, en trois fois par jour et monter progressivement jusqu'à 30 gouttes. En injections ; liquide de Fowler et eau distillée, parties égales, injecter chaque jour un dixième à trois dixièmes du contenu d'une seringue de Pravaz; quantité consommée, à l'intérieur 28 grammes en injection 3 gr. 8). Il y eut peu de réaction de l'organisme, à part une accélération assez marquée du pouls. Localement les tumeurs grossissaient beaucoup aux premières injections, puis diminuaient rapidement dès la seconde séance.

Wafvinge (de Stockholm) (*Norn. méd. Arkew. Bd.* 15, *H.* 5. *L.* 1 *et Bull. gén. de thérap.* 1883, p. 512), sur sept cas de pseudoleucémie a obtenu cinq fois des résultats satisfaisants, dans un de ces cas (forme lymphatique et liénale), malgré l'iodure de fer, la cachexie et le marasme étaient arrivés à un haut degré. Cinq semaines de traitement par l'arsenic amenèrent une amélioration très marquée. Dans un autre cas, à forme lymphatique, le médicament eut une action évidente sur les tumeurs ganglionnaires, qui diminuèrent sensiblement de volume; le malade mourut cependant dans un accès d'asthme, sans doute provoqué par des tumeurs ganglionnaires du médiastin; dans deux autres cas, les malades quittèrent l'hôpital avec tous les signes de la santé; enfin, dans le cinquième cas l'amélioration fut très notable. Dans onze cas de leucémie, le même auteur a obtenu des résultats analogues à l'aide du même traitement; dans un cas même, la guérison fut complète. A l'exemple de Mosler, Wafvinge a pratiqué dans un cas des injections de liqueur de Fowler dans la rate. Celles-ci n'ont pas été nocives, mais non plus d'une grande efficacité.

Enfin, tout récemment (29 mars 1884) il a été communiqué à la *Société médicale Berlinoise* une série de succès (11 cas), obtenus par l'emploi de l'arsenic administré à la fois à l'intérieur et en injections parenchymateuses ou sous-cutanées. Il ne reste pas douteux pour MM. Karewski, Grummach, Lewandowsky, Gueterbock, qu'ainsi utilisé, l'arsenic ne soit un spécifique de la lymphadénie, qu'elle se manifeste sous la forme, soit de lymphome bénin ou même de lymphome malin, tant à variété dure que molle. Seuls les lympho-sarcomes ne seraient nullement influencés par ce médicament; mais il n'y a là rien de surprenant, car, des explications fournies par MM. Küster et Karewski, il résulte que l'on entend ici par lympho-sarcomes les sarcomes des ganglions lymphatiques.

Le mode d'administration est peu différent de celui préconisé par Israël. M. Karewsky donne la solution de Fowler, mêlée avec partie égale de teinture vineuse de rhubarbe, à la dose de 26 gouttes; les injections sont faites dans le parenchyme à doses progressives; la solution pour les injections est chaque fois fraîchement préparée et mêlée à parties égales d'eau distillée, avec une petite quantité d'acide carbonique. Dans certains cas, où la solution de Fowler n'est pas tolérée, on peut lui substituer les pilules d'acide arsénieux ou encore la liqueur de Büchuer.

M. Grümmach vit son malade guéri au bout de trois mois de traitement, ayant consisté uniquement en des injections faites tous les deux jours, dans le parenchyme ganglionnaire avec deux à trois gouttes de liqueur de Fowler.

M. Gueterbock a guéri trois malades avec la solution de Fowler, administrée simplement à l'intérieur; et deux autres par les injections sous-cutanées.

Sous l'influence du traitement arsénical l'atrophie des tumeurs devient déjà visible au bout de quelques jours. Dans la première semaine, elle se fait avec une rapidité extraordinaire et ensuite elle marche plus lentement. Les ganglions du cou diminuent les premiers. L'hyperplasie des amygdales ne disparaît qu'en dernier lieu. Cette atrophie se fait sans douleur et sans coïncidence avec une amélioration de l'état général des malades. Ceux-ci ne commencent à se rétablir qu'après l'achèvement du traitement.

Souvent, d'ailleurs, la guérison n'est que temporaire et la récidive se fait dans un temps plus ou moins éloigné, mais il ne semble pas que l'arsenic soit donné à nouveau avec moins de succès que la première fois.

Nous avons vu dans le service de M. Terrillon, pendant les premiers jours de l'année 1884, un homme atteint de lymphome localisé du cou; la tumeur avait une première fois presque complètement disparu; après un mois de traitement par la liqueur de Fowler prise à l'intérieur, le malade sortit se croyant guéri, et rentrait un mois plus tard dans le service : la tumeur avait repris son volume primitif; une deuxième tentative de traitement amena le même résultat et le malade quitta l'hôpital en bonne voie d'amélioration. Dans notre propre pratique, trois cas, l'un de tumeurs ganglionnaires du cou et du creux sus-claviculaire, l'autre de tumeur ganglionnaire de l'aisselle et de l'angle de la mâchoire, le troisième de tumeurs ganglionnaires multiples, ont été traités par l'acide arsénieux. Les tumeurs diminuaient de volume chaque fois que le traitement était régulièrement installé pour reprendre bientôt leur volume initial aussitôt que l'on cessait l'usage du médicament. Dans aucun de ces cas la guérison n'a pu être obtenue.

A notre avis, toutes les observations qui précèdent ne sauraient entraîner la conviction. En premier lieu, parce que la nature histologique de la tumeur n'est pas déterminée; en second lieu, parce que les malades n'ont pas été suivis suffisamment longtemps pour qu'il soit possible d'assurer qu'ils étaient bien réellement guéris; enfin, parce que les lymphadénomes présentent dans leur évolution des périodes de rétrogression, qui peuvent être provoquées par un traitement arsenical ou simplement coïncider avec lui, mais qui, en dernier terme, ne sont que des accalmies, dans le cours d'une affection dont les conséquences sont les plus graves.

Nous passerons sous silence les autres moyens thérapeutiques qui ont été utilisés, tels le séton, les réfrigérants, la chaleur (Rindfleisch), la compression, la faradisation ou l'électrolyse, les inhalations d'oxygène, la transfusion du sang, etc., etc. Le plus souvent, ces moyens sont restés inefficaces, ou n'ont déterminé que des améliorations transitoires.

Quant au traitement hydrominéral, il semble pouvoir produire quelques bons effets, même dans les cas compliqués de leucocythémie. Mosler a préconisé les eaux de Schwalbach; Valentiner, celles de Pyremont; Cossy, celles de Lavey; Trousseau, celles de Kreuznach; d'autres auteurs celles de Nauheim, de Salins, de Salies de Béarn. Les eaux de la Bourboule ont amélioré le malade de Hérard et ont échoué sur celui de Bourbon, etc. Aucune de ces médications n'a pu amener la guérison absolue, mais simplement des améliorations plus ou moins durables. Elles trouvent leurs indications dans quelques cas particuliers, mais ne sauraient être érigées comme base du traitement de la lymphadénose.

CONCLUSIONS.

Arrivés au terme de ce travail, si nous jetons un coup d'œil en arrière, nous voyons qu'en résumé :

1° Le lymphadénome doit être défini : Une tumeur ayant pour prototype la structure normale du follicule lymphatique solitaire, ayant peu de tendance aux dégénérescences, et susceptible d'une grande généralisation.

2° Ce néoplasme présente un certain nombre de variétés histologiques qui le rapprochent tantôt de l'adénite chronique, tantôt du sarcome et du carcinome ganglionnaires, et avec lesquels il doit être soigneusement différencié.

3° Au point de vue clinique :

a. Le lymphadénome doit être considéré comme la manifestation locale d'une maladie générale à laquelle il convient de donner le nom de lymphadénose.

b. La lymphadénose est une diathèse cachectique, indépendante de toutes les autres diathèses et qui paraît frapper de préférence les adultes du sexe masculin.

c. Les causes efficientes de cette maladie sont inconnues. Parmi les causes occasionnelles se placent en première ligne le traumatisme et la grossesse.

d. Il y a lieu de distinguer les cas où la lymphadénose se traduit par l'apparition d'une tumeur qui reste localisée, de ceux où la généralisation vient à se produire.

e. Les lymphadénomes localisés ont une évolution variable avec le siège de la tumeur, mais ne sont, le plus souvent, que le premier pas vers une généralisation ultérieure. Lorsque la tumeur reste localisée, la mort peut cependant survenir rapidement, si la tumeur siège au voisinage d'organes dont l'intégrité est nécessaire au maintien de la vie.

f. La généralisation du lymphadénome a lieu dans la majorité des cas. La maladie semble alors au-dessus des ressources de l'art et la mort est la règle, à des échéances plus ou moins éloignées, suivant le siège des tumeurs, la rapidité de leur évolution et la date d'apparition de la cachexie.

g. La leucocythémie avec des degrés variables survient à titre de complication, aussi bien dans le cours des lymphadénoses locales que des lymphadénoses généralisées. Dans ces cas elle a pour conséquences immédiates de diminuer la résistance organique du malade, de produire ou d'augmenter la cachexie et de déterminer des hémorrhagies, internes ou externes.

4° Le pronostic de la lymphadénose est toujours grave. Il n'a aucun rapport avec les variétés anatomiques. Il est subordonné, d'une part, au siège du néoplasme, d'autre part à son extension ou à sa généralisation, et enfin aux complications intercurrentes, parmi lesquelles il faut citer en première ligne la leucocythémie.

5° Au point de vue du traitement, il y a lieu de distinguer deux formes dans la lymphadénose et dans chacune de ces deux formes deux variétés :

a. La lymphadénose locale avec ou sans leucocythémie.

b. La lymphadénose généralisée avec ou sans leucocythémie. *Le traitement chirurgical n'est applicable qu'aux cas de la première catégorie qui ne s'accompagnent pas de leucocythémie.*

Dans ces cas, le chirurgien ne doit se laisser arrêter, ni par les difficultés opératoires, ni par la gravité de l'opération, puisque le pronostic de la lymphadénose en lui-même est de la dernière gravité.

Dans tous les autres cas (lymphadénose localisée avec leucocythémie, lymphadénose généralisée, avec ou sans leucocythémie), l'intervention chirurgicale est absolument contre-indiquée. Dans ces diverses circonstances les malades doivent être soumis à un traitement médical approprié, et de préférence à la médication arsénicale, appliquée d'après la méthode de Billroth.

INDEX BIBLIOGRAPHIQUE (1)

A

J. Ackman. Observation d'adénie. *The Glascow med. Journ.*, juill. 1877. — G. Ackermann. Des lymphomes malins. *Th. inaug.* Berne, 1879. — Addison. Leucocythémie splénique. *The Lancet.* 1860, t. I, p. 10. — M. Allen. Notes sur un cas d'adénie. *The Lancet*, 12 fév., p. 238, 1875. — Alling. Lymphomes de l'intestin. *Bull. Soc. anat.*, p. 472, 1869. — Andral. Anatomie pathologique. Édit. de 1829, t. II, p. 448. — Andral (fils). Recherches pour servir à l'histoire des maladies du système lymphatique. *Arch. gén. de méd.*, t. VI, p. 502. 1824. — Andral. Clinique médicale, 4e éd., t. I, p. 93, obs. XVII, 1839. — H. Andræ. Sur un cas de leucémie liénale. *Deut. Zeits. f. prack. Med.*, n° 29, 1875. — Anger. Des tumeurs lymphatiques. *Th. Paris*, 1867. — Arch. gén. de méd. Deux observations de lymphomes. *Traduit de Arch. für phys. Heilk.*, 1871, in *Arch. gén. de méd.*, p. 354, 1872. — Arch. gén. de méd. La leucocythémie et la médication phosphorée. *Arch. gén. de méd.*, p. 96, 1878 et *The practitionner*, 1875. — Arnold et Becker. Doppelseitigs symmestrichs gelegenes Lymphadenom der Orbita. Hierzn, Tafel IV, in *Arch. f. Ophth.*, t. XVIII, p. 56, 2e partie, 1872. — Arnstein. Zur Casuistik der Makroglossie. *Arch. de Virchow*, t. LIV, p. 319, 1872. — Ashby. Lymphadénome des glandes rétropéritonéales, simulant une hypertrophie de la rate. Autopsie, *The Lancet*, 10 juin 1882. — Assolant. *Th. de Paris*, an X. — Aubert. Quelques considérations sur les lymphadénomes du médiastin. *Th. Paris*, 1877. — Aubry. Des dilatations des ganglions lymphatiques. *Th. Paris*, 1866. — Audineau. Du lymphosarcome. *Th. Paris*, 1872, n° 384. — Audouard. Des congestions sanguines de la rate. In-8°, Paris, 1818.

B

G. Baccelli. De primitivo splenis carcinomate (histologice Lymphosarcomate). Roma, 1876. — Barclay. Leucocythemia, enlargement of the liver, spleen, kidneyrand suprarenal capsules slight bronzing of the skin, fatal result. *The Lancet*, 1863. — Barrault. Étude sur la valeur de la splénotomie. *Th. Paris*, 1876. — Barth. Hypertrophie généralisée des ganglions. *Bull. Soc. anat.*, XIIIe année, p. 278, 1848. — Barth. Lymphadénie intestinale. *Bull. Soc. anat.*, mars 1879, p. 221. — Bassereau. Lymphadénie cutanée. *Bull. Soc. anat.*, p. 425, 1870 et *Bull. de la Soc. méd. des hôp.*, 2e série, p. 15. — Baumel. Un cas d'adénie à forme thoraco-abdominale. *Montpellier médical*, n° 9, juillet 1880. —

(1) Nota. — La bibliographie est classée par ordre alphabétique.

Becker. Rétinite leucémique. *Arch. f. Augen u. Ohrenheilk.*, t. I, p. 94 et *Arch. gén. de méd. Revue de Spillmann*, 1872. — Béhier. Néoplasie lymphatique de la muqueuse gastro-intestinale, *Congrès méd. de Norwich*, 1868. — Béhier. Néoplasie lymphatique de la muqueuse gastro-intestinale. *Union méd.*, 1869. — Bennett. Case of hypertrophy of the spleen and liver, etc. *Edinb. med. and surg. Journ.*, 1845, p. 411, t. LXIV. *Edimb. Monthly Journal*, 1847. *Eod. loc.*, vol. XII, p. 17, 1851. On leucocythemia, etc. *Bull. de la Soc. de biol. de Paris*, 1851. *Gaz. méd.*. p. 411, 1851 et *Edinb. Monthly Journ.* 1852, 2 fév. p. 200. *Eod. loc.*, p. 331. *The principle and practice of medicin*, London, 1859. — Benson. Leucocythemia. *Dublin Journ. of medic. Soc.*, déc. 1872. — Bérenger. Leucocythémie ganglionnaire, tumeur lymphadénique du médiastin, mort par suffocation. *Prog. méd.*, 3 juillet, p. 546, 1880 et *Bull. Soc. anat.*, déc. 1879. — Bergeron. Sur les tumeurs ganglionnaires du cou. *Thèse agrég.*, Paris, 1872. — W. Berry. Sur un cas de lymphadénome. *The Lancet*, vol. II, p. 377, 1880. — Bertherand. Adénites idiopathiques. *Th. de Strasbourg*, 1852. — E. Besnier. Art. mésentériques (ganglions). *Dict. encyc. des sc. méd.*, 1873. — Bessières. *Journ. de méd. et de chir. de Toulouse*, oct. 1845, p. 81 et *Canstatt's Jahresb.*, 1845, t. I, p, 26. — K. Bettelheim. Néphrite, cirrhose du foie et adénie. *Mitt. d. Ver. d. Ærzt in N.-Œster.* III, n° 9, et 10, 1877. — Bichat. Anatomie générale, Paris, 1801, t. I, p. 70. — Bienfait. Adénie sans leucémie. *Soc. méd. de Reims*, 1868 et *Arch. gén. de méd.*, p. 606, 1869. — Biésiadecki. Tumeurs leucémiques de la peau. *Ver. der Ærzt in Nieder-Œsterr.*, *Centralbl. f. Chir.*, n° 16, 1875 et *Stricker's Jahrb.*, t. III, p. 233, 1876. — Billroth. Eintheilung, Diagnostik und Prognostik der Geschwülste. Hypertrophie der Lymphdrüsen ohne Leukämie. *Deuts. Kl.*, 1859, n° 40. *Virchow's Archiv*, 1861, v. 21, p. 423. *Virchow's Archiv*, t. XXIII, p. 477, 1862. — Billroth. Éléments de pathologie chirurgicale. Multiple lymphome. Trad. franç., 1868, p. 750. *Wiener med. Wochens.* (1871) et *Langenbeck's Arch.* X Bd, S. 171, 1871. — Binet. Varices et plaies des lymphatiques superficiels. *Th. Paris*, 1859. — Birch-Hirschfeld. Das maligne Lymphom, Lymphosarcom. *Handb. der spec. Path. und Therap.*, p. 90, 1876. — Bizzozero. Sull' Midollo della Ossa. Napoli, 1869. — Blache. Compte rendu de l'Acad. de méd. *Gaz. méd.*, 1856, p. 74. — Black. Hodgkin's disease. *Amer. Journ. of med. sc.*, p. 383, 1868. — A. Bloxam. Lymphadénome du cou. Enucléation. *Med. Times and Gaz.*, vol. II, p. 396, 1879. — Boechat. Recherches sur la structure normale du corps thyroïde. *Th. de Paris*, 1873. — Boettcher. Ueber die Neubildungen in Leber und Nieren bei Leukämie. *Arch. de Virchow*, v. XIV, p. 483, 1858. *Arch. gén. de méd.*, 1860, t. II, p. 767. — Bœttcher. Zur Pathologischen Anatomie das Lungen und das Darms bei Leukämie. *Arch. für pathol. Anat. von R. Virchow*, 1866, p. 163, t. XXXVII. — Bohn. Pseudoleukämie. *Deuts. Arch. f. klin. Med.*, p. 429, 1869. — Bollinger. Leukämie bei der Hausthiere. *Arch. de Virchow*, 1874, t. LIX. p. 341. — Bollinger. Leucocythémie chez les animaux domestiques. *Rec. de méd. vétérin.*, 1875. — Bonfils. Hypertrophie ganglionnaire, générale; cachexie, sans leucémie. *Rec. des trav. de la Soc. méd. d'observ.*, t. I, p. 157, 1856. *Eod. loc*,, 1865. — Bonnamy. Etude clinique sur les tumeurs du pancréas. *Th. Paris*, 1879. — Boogaard. *Nederl. Weekblad*, déc. Bl. 535, 1854. — Bouchut. Mémoire sur la coagulation du sang veineux dans les cachexies et dans les maladies chroniques. *Gaz. méd. de Paris*, n°s 16, 17,

1844. — BOUCHUT. De la leucocythémie aiguë dans la résorption diphtéritique. Leucocythémie aiguë diphtéritique. *Traité des mal. des enfants*, 1868, p. 892. *Gaz. méd. de Paris*, 1868, p. 357. *Paris médical*, 1882. — BOURDON. Lymphadénome des ganglions du corps thyroïde et du foie. *Gaz. hebd.*, 1867. *Bull. Soc. anat.*, t. XVII, p. 66. fév. 1872. — BRADLEY. A new mode of treating certain tumours of the lymphatic glands. *The Lancet*, II, p. 341, 1875. *Britisch med. Journ.*, 1875, p. 264. — BRADLEY. Lésions et maladies du système lymphatique. In-8. Londres, 1879. — BRESCHET. Le système lymphatique. *Th. de Concours pour le profes.*, 1836, p. 257. — BRICHETEAU. *L'Expérience*, n° 364, p. 399, 1844. — BRIGIDI ET TAFANI. Leucocythemia e Linfoma maligno. *Lo Sperimentale*, 1879. — BRISTISH MED. JOURN. Traitement de la leucocythémie par le phosphore, discus. à la Soc. clin. de Londres. *Brit. med. Journ.*, 8 oct. 1876. — BRIQUET. *Journal de l'Inst. méd.*, n° du 15 juillet 1839. — BROCA. *Bull. Soc. anat.*, t. X, 2e série, p. 273. *Soc. de chir.*, 18 mai 1870. *Gaz. hebdom.*, n° 27, p. 428, 1870. *Gaz. des hôp.*, p. 594. 1872. — BROWNE. *Transactions of the pathol. Soc. London.* 1874. — BROWN-SEQUARD. *Journ. de phys.*, p. 51, 1859. — BULL. GÉN. DE THÉRAP. Sur le traitement par l'arsenic de la leucémie, la pseudo-leucémie et l'anémie progressive. *Bull. gén. de thérap.*, 1883 et *Centralbl. f. die gesam. Therap.*, 1883. Hft X. — E. BURK. Des rapports de la fièvre intermittente avec la leucémie, Erlangen. Th. 1876. — BURLAUD. Étude sur les tumeurs fibro-plastiques. *Th. Paris*, 1868.

C

CARINGTON. Lymphosarcome of the intestine. *Brit. med. Journ.*, 20 oct. 1883, t. II, p. 472. — CASTEX. Pseudoleucémie. *Bull. Soc. anat.*, nov. 1878. — CASTEX. Lymphadénome (Observation de). *Bull. Soc. anat.*, 1876. — CASTIAUX. Hypertrophie généralisée des ganglions lymphatiques, etc. *Bull. Soc. anat.*, t. XVIII, p. 616, 1872 et *Gaz. des hôpit.*, 1872. — CATON. Case of general disease of the lymphatic system with remarks on its pathology. *Brit. med. Journ.*, 1870. — CAUBÈRE. Hypertrophie générale des ganglions lymphatiques. *Th. Paris*, 1859. — CAUCHOIS. Hyperplasie simple des ganglions lymphatiques, etc. (Observation d'). *In th. Bergeron*, 1872. — CAVENTOU. *Arch. de méd.*, 1re sér., t. XVIII, p. 603 1828. *Rev. méd.*, t. IV, p. 567, 1828. — CECCARELLI. Lymphome cervical d'origine palustre. *Lo Sperimentale*, p. 173 et *Paris médical*, 1880. — CELSE. De medicina. Liv. IV, chap. I. — CHAMBARD. Carcinome primitif des ganglions. *Rev. mens. de méd. et de chir.*, 1880. — DE CHAPELLE. De la leucocythémie dans ses rapports avec le traumatisme. *Th. Paris*, 1880, n° 105. — CHARCOT ET ROBIN. *Soc. de biolog.*, t. V, 1re partie, p. 44, 1853. — CHARCOT ET VULPIAN. *Gaz. hebdom.*, 1860, p. 756. — CHAUVEL. Tumeur lymphatique de la face. Lymphadénome, leucémie consécutive. *Soc. de chir.*, p. 161, 1877. — CHOISEAU. De la généralisation des lymphadénomes dans le tissu cellulaire sous-cutané. *Th. Paris*, n° 276. — DE CHAUSSOY. Des tumeurs lymphatiques. *France méd.*, 28 juin 1879. — CHURCH. A case of leucocythemia; death, autopsy. Lymphoma of the mesentery. *Brit. med. Journ.*, t. II, p. 310, 1868. *Transac. of the Path. Soc. London*, 1869, p. 375. — CHOJSTEK. Cas de leucémie. *Allgemeine Wiener med. Zeit.*, 2 janv. 1877. — A. CLARK. Tumeur lymphatique de la trachée, etc. *Brit. med. Journ.*, 13 déc.

1873. *Transact. of the pathol. Soc. London*, p. 253, 1874. — CLAUDOT. Note sur les lymphadénomes du médiastin. *Rec. des mém. de méd. et de chir. milit.*, p. 271, 1876. — COATS. Lymphadenoma. *Brit. med. Journ.*, 10 mai 1879. *Med. Times and Gaz.*, 17 mai 1879. — COHNHEIM. Ein Fall von Pseudoleukämie. *Arch. Path. anat. de Virchow*, t. XXXIII, p. 451, 1865. — COHNHEIM. Vorlesungen über die allgemeine Pathologie. Berlin, 1877. — COLIN (d'Alfort). La leucocythose. *Tribune médicale*, 1875, p. 58. — L. COLIN (du Val-de-Grâce). La mélanémie palustre, considérée comme preuve de la migration des leucocytes à travers les parois des vaisseaux. *Gaz. méd. de Paris*, 1875, p. 388. — COMOY. De l'adénie. *Th. Paris*, 1867. — CONRADI. Leucémie liénale. *Norsk. Mag. for Lægevidensk.*, XXIV, p. 37, 1870 et *Arch. gén. de méd.*, p. 232, t. I, 1872. — CORLIEU. Un cas de leucémie. *Gaz. des hôp.*, n° 17, p. 106, 1861. — CORNIL. De l'adénie ou hypertrophie ganglionnaire généralisée suivie de cachexie sans leucémie. *Arch. gén. de méd.*, t. II, p. 206, 1865. — CORNIL. Des altérations anatomiques des ganglions lymphatiques. *Journ. d'anat. et de phys. de Robin*, 1878. — CORNIL. Sur l'anatomie pathologique des ganglions lymphatiques. *Journ. des conn. méd.*, p. 117, 1878. — CORNIL ET RANVIER. Manuel d'histologie pathologique. 1re édition, 1876, p. 251, 2e édition, 1881, t. Ier, p. 17, 290, 550, 636, 651; t. II, 1882, p. 126. — COSSY. Mémoire pour servir à l'histoire de l'hypertrophie simple plus ou moins généralisée des ganglions lymphatiques sans leucémie. *Echo médical suisse*. Neufchâtel, t. V, 1861 et *Gaz. hebd.*, 1861, p. 825. — DA COSTA. Case of splœnic leukæmia and their treatement with hypodermic injections of ergotine. *The Amer. Journ. of med. sc.*, 4 janvier 1875. — CRAIGIE. Two cases of disease and enlargement of the spleen. *Edinb. med. and surg. Journ.*, 1845, p. 400. — CRUVEILHIER. Atlas d'anatomie pathologique du corps humain. Liv. XXXIV, pl. 2 et 3. Paris, 1835-1842. — H. CUNNINGHAM. Lymphadénome probable, traité avec succès par l'iodure de potassium. *Glascow med. Journ.*, p. 461, 1880. — Dr V. CZERNY. Sur la laparosplénotomie. *Wiener med. Wochensch.*, n° 13 à 17, p. 334, 1879.

D

DAMASCHINO. *Soc. anat. de Paris*, 1868. — DARASSE. Contribution à l'étude du lymphadénome. *Th. de Paris*, 1876. — DAVID. Essai sur les varices lymphatiques. *Th. de Paris*, 1866. — DAYMARD. Recherches sur le lymphadénome. *Th. Paris*, 1879. — DEBOVES. Mycosis fongoïde. *Bull. Soc. anat.*, oct. 1872, t. XVII, p. 420. — DEITERS. Lymphomes leucémiques du poumon. *Deutsch. Klin.*, 1861, n°s 15-22 — DELRIEU. Quelques considérations cliniques sur trois cas de leucocythémie. *Th. de Paris*, 1879. — DEMANGE. Du mycosis fongoïde ou lymphadénie cutanée. *Annal. de dermatol.*, 1873 et 1874, n° 2, p. 121. — DEMANGE. Étude sur la lymphadénie, ses diverses formes et ses rapports avec les autres diathèses. *Th. de Paris*, 1874. — DEMARQUAY. Electro-puncture appliquée au traitement des engorgements ganglionnaires. *Gaz. des hôp.*, 1856, p. 265. — DEMONS. Note sur un cas d'adénie. *Gaz. méd. de Bordeaux*, n° 4, 1877. — DESJARDINS. Note sur un cas de dilatation des vaisseaux lymphatiques. *Gaz. méd.*, p. 361, 1854. — DESNOS. Sur un cas de leucocythémie splénique chez un vieillard. *Union méd.*, 1868. — DESNOS ET BARIÉ. Note sur un cas de lymphadénie sans leucémie. *Gaz. méd.*,

1876, n° 34 et 38, p. 417 et *Bull. Soc. anat.*, 1875, p. 711. — DESPLATS. Leucocythémie intestinale trouvée à l'autopsie. *Bull. Soc. méd. des hôpitaux de Paris*, p. 84, 1880. — DEUTSCHMANN. Rétinit leucémique. *Kin. monat. f. augenheilk.* t. XVI, p. 231, 1878. — H. DICKINSON. Two cases in which tubercle was associated with or simulative of lymphadenoma. *Trans. of the pathol. Soc. London*. 1878, t. XXIX, p. 373. — DONNÉ. Caractères distinctifs du pus; moyen de reconnaître ce liquide dans le sang. Cours de microscopie. *Arch. gén. de méd.*, 11° série (LXI. 1836) — DRAKE (A. V.). De l'adénie. *Chicago med. Journ. and examinat.*, juin 1876. — DUBRULLE. Essai sur la pathogénie d'un cas de leucémie aiguë. *Th. Paris*, 1875. — DUCASTEL. Rapport sur l'anatomie pathologique des ganglions lymphatiques. *Bull. Soc. anat.*, 3° série, t. IX, 1874. — DUGUET ET WEIL. Lymphadénie de la rate étendue au diaphragme, à la plèvre, aux poumons et aux ganglions lymphatiques sans leucémie. Pleurésie cloisonnée, cachexie. *Soc. anat.*, déc. 1879. — DUMONTPALLIER. De l'adénie. *Gazette hebd.*, 1864 et 1865. — DUPLAY. Observation d'une altération très grande du sang, etc. *Arch. gén. de méd.* 1834, p. 223. — DUPLAY. Observation. *Bull. Soc. anat.*, 1876. — DUPLAY ET MAROT. Des tumeurs ganglionnaires de la région cervicale, lymphadénome, lymphosarcome. *Leçon clinique*, *Progrès méd.*, 7 oct. 1876, p. 689. — DUPUIS. Affection des ganglions lymphatiques de l'aine. *Th. Paris*, 1846. — DURAND. *Séance Acad. méd.*, 20 mai 1851 et *Gaz. méd.*, 1851, p. 328.

E

EAMES. On a case of Leucocythemia. *Dublin quart. Journ.*, 1871. — EBERTH. Ein Fall von adenie (Pseudoleukamie). *Arch. de Virchow*, t. XLIX, p. 63, 1870. — EBERTH. Leukämie der Maus. *Eod. loco*, LXXII, p. 108, 1878. — EDDOWES. A case of leucocythemia. *Brit. med. Journ.*, 1866. — EISENLOHR. Leucemia lienalis-lymphatica et medullaria. *Arch. de Virchow*, t. LXXIII, p. 56, 1878. — C. ELLIAS. De l'électricité dans la leucémie. *Deutsch. Klin.*, n° 5, 1875.

F

FABRE. Des manifestations cutanées de la lymphadénie. *Bull. Acad. de méd.*, 2° série, t. VIII, n° 44, 1878 et *Gaz. hebdom.*, 1879, p. 718. — FELTZ. Mém. sur la leucémie. *Gaz. méd. de Strasbourg*, 1865. — FÉRÉOL. *Gaz. des hôp.*, 1867, p. 512. — P. FOA. Contribuzione allo studio della leucemia. *Rivista clinica de Bologna*, juin, fasc. 6, p. 161, 1873. — FOLWARCZNY. Analyse du sangleucémique. *Arch. gén. de méd.*, 1856, t. I, p. 614. *Zeitsch. der Gesell. Wiener Ærzt*, n° 32. 1858. — FORSLUND. Cas de leucémie. 1875. — FOUILLOUX. Lymphadénome de l'amygdale. *Bull. Soc. anat.*, oct. 1871. — FREY. Rech. sur les glandes lymphatiques de l'homme et des mammifères. Leipzig. 1862. — FRIEDLANDER. Ein Fall von multipler leukämischen Neubildungen. etc. *Arch. de Virchow*, t. LXXVIII, p. 362, 1879. — GRIEDRRICH. Erweiterung der Lymphgelasse des Penis. *Verh. der phys. med. Gesell. Wurzburg*, 2 Bd, 1852. — FRIEDREICH. Ein neuer Fall von Leukämie. *Arch. de Virchow*, 1857, t. XII, p. 37 et *Gaz. méd.*, 1850, p. 834. — Dr FULLER. Particulars of a case in which enormours enlargement of the spleen, etc. *The Lancet*, t. II, p. 43, 1546. *Trans. of med. and chir. Soc.*, t. XXVIII.

p. 389. *London medic. Gazette*, sep. 1846. — Furstenberg. Leukämie longe beine Schwein. *Berl. Klin. Wochen.*, n° 28, p. 341, 1070.

G

Galet. De la leucocythémie aiguë, comme moyen de diagnostic dans la pleurésie purulente. *Lyon médic.* et *Paris médical*, 1880, p, 531. — Galien-Rhazès. Animadversiones ad varias acutæ et chronicæ splenitidis, etc. Florence, 1821. — Gallasch. Ein seltener Befund bei Leucæmie in Kindesalter. *Jahrb. für Kinderheilk.*, VII. Jahrg. I, Heft, 1873, 15 déc. et *Rev. de Hayem*, t. IV, 1874. p. 564. — Galoy. *Th. Paris*, 1864. — A. Gamgée. Lymphoma. *Med. chir. Soc. of Edinburg* (*Brit. med. Journ.*, 1er fév., t. I, p. 129, 1873). — G. Garlick. Case of rapidly fatal lymphadenoma. *Trans. of the pathol. Soc. London*, 1878, t. XXIX, p. 358. — L.-A. Garnier et A. Ledouble. Lymphadénome du cou, des aisselles et de la poitrine. *Bull. Soc. anat. de Paris*, n° 607, 1875. — Gaucher. Hypertrophie idiopathique de la rate sans leucémie. *Th. Paris*, 1882. — P. Gayot. Recherches sur quelques altérations des ganglions mésentériques chez les adultes. *Th. Paris*, n° 247, 1875. — Dr Geissel. Operative casuistick. *Deutsch med. Woch. Berl.*, p. 50. 52, 64, 1878. — Gillette. Art. Cou. *Dict. encyclop. des sc. méd.*, p, 254, 1878. — Gillot. Etude sur une affection de la peau décrite sous le nom de mycosis fongoïde. Lymphadénie cutanée. *Th. Paris*, 1869. — H. Gintrac. Essai sur les tumeurs solides intrathoraciques. *Th. Paris*, 1845, p. 29. — Goglioso. Histoire du lymphosarcome vrai. *Th. Paris*, n° 27, 1874. — Goodhart. Cases illustrating diseases of the lymphatic system and particulary lymphadenoma. *Trans. of the path. Soc. Lond.*, t. XXIX, p. 322, 1878. — Gorup, Chemische Untersuchung des Blute, bei lienaler Leukämie. *Sitzungsber. der phys. mediz. Soc. zu Erlangen*, p. 46, 1873. — Gouilleux. Leucocythémie. *Th. Paris*, 1880. — Gowers. Observations on specimen illustrating lymphatic diseases, etc. *British med. Journ.*, déc. 1876. *Trans. of the path. Soc. London*, 1878, t. XXIX, p. 463. *The Lancet*, mars, p. 463, 1878. — Grœnfield. Specimens illustrative of the pathology of lymphadenoma and leucocythemia. *Trans. of the path. Soc. Lond.*, 1878, p. 272, t. XXIX. — Gretsel. Anæmia splenica bei einem Kinde. *Berl. klin. Wochen.*, 1866. — Griesinger. Zür Leukämie und Pyämie. *Arch. de Virchow*, t. V, s. 391, 1855. — Grocler. Du Lymphadénome. *Th. Paris*, 1873. — Gubler. Analyse de la lymphe extraite des réseaux lymphatiques dilatés. De l'augmentation subite des globules blancs dans la période ultime des cachexies. *Gaz. méd.*, p. 452, 1854, *Union méd.*, 1859. — Gubler. Lymphatocèle. *Bull. Soc. de chir.*, t. III, p. 574, 1862. — Guglielmetti. Sur les lymphadénomes du médiastin. *Th. de Paris*, 1881, n° 268. — A. Gunther. Recherches sur les tumeurs du médiastin d'origine leucémique. *Inaug. diss.*, Zurich, 1876.

H

Hafner. *Deutsche Klin.*, 1866. — Hallé. Altérations des ganglions lymphatiques. *Bull. Soc. anat. de Paris*, n° 235, 1862. — Hallez. Un cas de leucocythémie. *Bull. méd. du Nord*, avril 1883. — Hanot. Sur l'érysipèle comme complication de la leucocythémie. *Prog. méd.*, n° 11, 1875. — HARDIE. On splitting of the tongue. *Lancet*, VI, p. 789, 1880. — HARDY. Leucocythémie. *Leçon clinique* in *Gaz. des hôp.*, n° 86, 1876. — HARLESS. Die Blutentziehung in ihren nothwendigen. *Heildelberg Klin. Annal.*, 1831. Bd VII, 3, 26. — W. HAWARD. Des formes les plus communes d'hypertrophie des ganglions. *Trans. of the path. Soc. London*, t. XXIX, 1878. — HAYDEN. Leucocythemia with cirrhosis of the liver. *Dublin quart. Journ.*, 1865. — HEMEY. *Gaz. des hôpitaux*, 1864. — HÉRARD. De l'adénie (leçon clinique). *Union méd.*, 1865, p. 185. — HESCHL. Ueber einem Fall von Leukämie des Lymphangioma eine neue Geschwulstform der Niere. *Arch. de Virchow*, vol. VIII, p. 353, 1855. *Wiener Wochenschr.*, n° 31, 1866. — HEUCK. Zwei Falle von Leukämie. *Arch. de Virchow*, t. LXXVIII, p. 375, 1879. — HEURTAUX (de Nantes). Tumeurs lymphadénoïdes de l'avant-bras et du bras gauche (sarcome globo-cellulaire lymphadénoïde à grandes cellules de Rindfleisch. *Soc. de chirurgie*, 20 janv. 1875. — HEWSON. Leucocythemia. *American Journal of med. sc.*, 1852. — HILLAIRET. Présentation d'un malade atteint de lymphadénite cutanée. *Bull. Acad. de méd. de Paris*, 1880. — HIPPOCRATE. Prédiction. Liv. II, chap. XVI et trad. Littré, t. V, p. 654 et 555. — HISS. Zeitschrift fur Wissenchaftliche Zoologie. 1862. — HJELT. Cas de leucémie. *Finska lækaresælls Khanal*, XVIII, 2, p. 84, 1877. — HODGKIN. On some morbid appearences of the absorbent glands and spleen. *Med. chir. Trans.*, t. XVIII, p. 68, 1832. — HOFFMANN. Harnbeschaffenheit bei Leukämia lienalis. *Wien. med. Wochenschr.*, 1870. — HOFLE. Chemie und mikroskopie. p. 85, 1848. — HUGUIER. Dilatation des vaisseaux lymphatiques du pénis. *Obs. Bull. Soc. de chir.*, t. II, 1851. — HUMBERT. Des néoplasmes des ganglions lymphatiques. *Th. agrégation.* Paris, 1878. — HUMPHREYS. Lymphome malin du foie. *Brit. med. Journ.*, 28 déc., p. 159, 1878. — HUSS (Magnus). Cas de maladies rares, 3e article. *Arch. gén. de méd.*, 1857, t. II, p. 291 et *Zeitschr. f. kl. Med.*, t. IX, p. 130. — J.-H. HUTCHINSON. Observation d'adénie ou maladie de Hodkin. *Trans. of the coll. of physic. of Philadelphia*, 1875.

I

ISAMBERT. Leucocythémie (article), observation de leucocythémie. *Dict. encycl. de sc. méd.*, 1869, t. II, p. 295. *Union médicale*, p. 80, 1869. — ISAMBERT ET ROBIN. Note sur un cas de leucocythémie. *Soc. de biol.*, 8 déc. 1855. *Gaz. méd.*, 1856, p. 579, 26e année, t. XI, 3e série. — ISRAEL. Lymphomes malins guéris par l'arsenic. *Berl. klinisch. Woch.*, 27 déc. 1880 et *Bull. gén. de thérap.*, 11 sept. 1881, p. 237.

J

JACCOUD. De l'humorisme ancien comparé à l'humorisme moderne. *Th. agrégation.* Paris, 1863. — JACCOUD. Clinique de Lariboisière. Paris, 1873, p. 1 et 37. — JACCOUD ET LABADIE-LAGRAVE. Art. LEUCOCYTHÉMIE. *Nouveau dict. de méd. et de chir. prat.*, t. XX, 1875. — JACKSON. Tumeur maligne de l'aisselle. *The Dubl. Journ. of med. sc.*, p. 263, mars 1879. — JACUBASCH. Beitrage zur Harnanalyse der lienales Leukämie. *Arch. de Virchow*, t. XLIII, p. 196, 1868. — JADERHOLM.

Upsala Läkareforen förn. Bd 4, 1869. — JOHNSON. Cas d'adénie. *Med. Times and Gaz.*, 24 juillet 1875. — JONES. *New Orleans Journ. of med.*, 1869. — R. JONES. Hyperplasia of axillary glands with leukæmia. *Trans. of the path. Soc. London.* t. XXIX, p. 368, 1878. — S. JONES. Lymphomes avec hypertrophie générale du membre et éléphantiasis des orteils. *Saint-Thomas's hospital Rep.*, p. 275, 1874. — S. JONES. Lymphadénome du bassin avec symptômes de compression complexe. *The Lancet*, vol. II, p. 86, 21 juillet 1877.

K

KAREWSKI. Expériences sur le traitement des lymphomes malins à l'aide des arsenicaux, *Soc. de méd. de Berlin*, in *Sem. méd.*, 2e sér., 4e année, n° 13, p. 126, 27 mars 1884. — KELSCH. Lymphadénie osseuse et viscérale. *Bull. Soc. anat.*, p. 573, t. XVII, 1872. — KELSCH. Note pour servir à l'histoire de la lymphadénie. *Bull. Soc. anat.*, t. VIII, p. 558, 1873. — KELSCH. Note pour servir à l'anatomie pathologique de la leucémie. *Arch. de physiologie*, n° 3 et 4, 1875. — HERSTEIN. De leucæmia. Berolini, 1865. — J. KLOB. Ueberdie sogenannten Leukæmischen Tumoren. *Wiener med. Woch.*, 1862. — W. KRETSCHMER. Recueil d'obs. de leucocythémie. *Inaug. diss.*, Breslau, 1875. — H. HUCHLER. Extirpation eines Milztumors. Darmstadt, 1855. — H. HUCHLER. Kurze Zergliederung der Schrift des Dr G. Simon über die Extirpation der Milz am Menschen. Darmstadt, 1858. — B. HUESSNER. Deux cas de leucémie. *Berl. klin. Woch.*, n° 9, p. 110, 1876.

L

LABOULBÈNE. Cas d'adénie. *Soc. de biol.*, 1865. — LABOULBÈNE. Nouveaux éléments d'anatomie pathologique descriptive, histologique. Paris, 1879. — LAGRANGE. Lympho-sarcome (sarcome primitif des ganglions latéraux gauches du pharynx). *Soc. anat.*, 3 juin 1881. — G. VAN LAIR. Contribution à l'histoire clinique des lymphadénites viscérales. Bruxelles, 1869. — LAMBL. Lymphdrusen Hyperplasie knotenin Leber, Milz und Lunge. *Aus dem. Fr. Joseph Kinderspital in Prague*, 1860. — LAMBRY. Du traitement chirurgical des tumeurs ganglionnaires du cou. *Th. de Paris*, 1872, n° 360. — LANCEREAUX. Art. ALCOOLISME, in *Dict. encycl. des sc. méd. de Dechambre*. — LANCEREAUX. Traité d'anatomie pathologique. T. I, p. 326, 1875. — LANCEREAUX ET LACKERBAUER. Atlas d'anatomie pathologique. P. 112, 137. Paris, 1870. — THE LANCET. Anæmia lymphatica. T. II, p. 8 et 9, 1861. — THE LANCET. Lymphatic diseases at the pathological Society. N° 27, avril 1878. — THE LANCET. Splenotomy in leucocythemia. 10 janv. 1880, p. 68. — LANDOUZY. Epistaxis fréquentes de la narine droite, anémie profonde, mort par syncope, autopsie. — *Mém. de la Soc. de biol.*, déc. 1871, p. 184 et *Soc. anat.*, 1871. *Bull. Soc. anat.*, 1873. Ve sér., t. VIII, p. 67. — LANGHANS DE MARBURG. Das maligne Lymphosarkom Pseudo-Leukämie. *Arch. de Virchow*, t. LIV, p. 509 et *Arch. gén. de méd.*, II, p. 79, an 1872, — LANNELONGUE. Hypertrophie généralisée des ganglions lymphatiques. *Gaz. des hôp.*, 1872, n° 41, 42, p. 321 et 330 et *Gaz. hebd.*, 1872, p. 29. — LARREY. De l'adénite cervicale. *Mém. de l'Acad. de méd.*, t. XVI, p. 300, 1852. — LAUGÉ. Ostéo-sarcome de l'épaule. *Gaz. méd. de Strasbourg*, n° 24, 1872. — Laugenstein. Pathologie de la leucémie. *Deutsch. Arch. f. klin. Medic.*, p. 120, 1876. — L'Averan. Cas de leucocythémie, *Gaz. hebd.*, p. 621, 1857. — G. Lawson. Un cas de lymphadénome, opération, guérison. *Lancet*, 16 oct. 1880, vol. II, p. 616. — Leber. Rétinite leucémique. In *Traité des maladies du fond de l'œil* de V. Wecker, p. 124. Paris, 1870. — Lebert. Handbuch der praktischen Medicin. Tübingen (1853). — Lebiberder. Observation clinique rappelée par Ranvier. *Journal d'anat. et de phys.*, 1867. — Le Dentu et Longuet. Art. Lymphatique (Pathologie). *Nouv. dict. de méd. et chir. de Jaccoud*, 1876, t. XXI. — Legallois. Du lymphadénome du cou ou de l'hypertrophie ganglionnaire idiopathique. *Th. de Paris*. 1873. — W. Legg. Leucémie hémorrhagique, mort. Leucémie, transfusion du sang, mort. Pseudo-leucémie, pleurésie double, mort. *Saint-Barthol. hospital Report*, vol. XI, p. 65, 68 et 70, 1875. — R. Lépine et Cornil. Cas de lymphome du pancréas et de plusieurs autres organes. *Gaz. méd. de Paris*, n° 50, 1874. — Letulle. Lymphadénome du testicule. *Bull. Soc. anat.*, fév. 1876. — Leube et Fleischer. Ein Betrage zur Lehre von der Leukämie. *Arch. de Virchow*, 1881, t. LXXXIII, p. 124 et *Arch. gén. de méd.*, 1882. — Leudet. De la leucocythémie. Lésions viscérales de la leucémie. *Bull. Soc. anat.*, p. 226, 1853. *Bull. Soc. de biol.*, t. V, 2e partie, p. 3, 1853. *Gaz. hebdom.*, 1855, p. 552. *Mém. de la Soc. de biol.*, 1858 et *Gaz. méd. de Paris*, 1858. — Lemaréchal. Tumeur d'origine primitive intra-musculaire, lymphosarcome, fibro-sarcome. *Th. Paris*, 1880. — Livois. *Bull. Soc. anat.*, 13e année, 1838, p. 289. — Lyod Roberts. *Brit. med. Journ.*, 1869. — Lobstein. Traité anat. path. 1829, volume I, p. 430. — Lodi. Contribution à l'étude de la leucocythémie, du lymphome malin et de l'urémie essentielle. *Rivista clin. de Bologna*, fasc. II et III, 1879. — Lonas. Hypertrophie de la rate avec hémorrhagie intestinale mortelle. Séanc. Acad. du 16 oct. 1855. *Mon. des hôp.*, du 22 oct. 1855. — Longuet. Observation de priapisme dans le cours d'une leucocythémie et hémorrhagies. *Progrès médical*, 1865, p. 447. — F. Löper. Beitrage zur pathologischen Anatomie der Lymphdrüsen. *Inaug. diss. Würzburg*, 1856. — F. Losch Beitrage zur dem Verhalten der Lymphgefässe beider Entzündung. *Arch. f. path. Anat. und Phys.*, B. XLIV, S. 385, 1868. — Loven. *Nordicht medicineck Archiv*, t. V, 1873 et *Rev. de Hayem*, 1874. — A. Lucke. Lymphosarkom. *Arch. de Virchow*, XXXV, p. 524 et *Arch. gén. de méd.*, nov. 1866, p. 619. *Standb. der allgem. Woch. spec. Chir. v. Pitha. v. Billroth.*, Bd II, S. 192. Erlangen, 1869. — Luton. Tumeur lymphatique du sein. Injections interstitielles variées, guérison définitive par l'injection caustique. *Arch. gén. de méd.*, p. 275, 1867. — Luton. Traité des injections sous-cutanées à effet local. P. 297, 1875. — Luys. Lésions de la rate dans la leucémie. *Mém. de la Soc. de biol.*, sér. 3, t. I, 1859.

M

Macnamara. Lymphadénomes. *Trans. of the path. Soc. London*, 1878, t. XXIX, p. 360. — Malassez. Analyse microscopique du cas de M. Bourdon. *Bull. Soc. anat.*, VII, p. 70, 1872. — Malassez. Hypertrophie généralisée et progressive des ganglions lymphatiques. Erysipèle, affaissement des tumeurs ganglionnaires.

Leucémie survenue dans les derniers temps de la vie. *Bull. Soc. anat.*, t. VII, p. 503, 1872. — MALLE. Mémoires sur les tumeurs ganglionnaires de la région cervicale. *Arch. méd. de Strasbourg*, 1836. — MARCHAND. Lymphadénome des régions sous-maxillaires. *Bull. de la Soc. anat. de Paris*, p. 645, 1874. — MARCHAND. De la leucocythémie dans ses formes latentes. *Th. Paris*, n° 56, 1881. — MARKHAM. *Trans. of the path. Soc. of London*, 1853, vol. IV, n° 177. — MARTIN, *Saint-Barthol. hosp. Rep.*, vol. I, p. 268, 1866. — G. MARTIN. Tumeur maligne (Lymphadénome du pied, opération. Hypertrophie ganglionnaire généralisée. Mort). *Bull. Soc. anat. de Paris*, p. 102, 1875. — MARTINEAU ET LUYS. Tumeur du médiastin. *Bull. de la Soc. anat.*, 1861 et *Virchow, traité des tumeurs*, t. III, p. 178. — F. MASON. Lymphadénome de la région sacrée. *The Lancet*, 22 mai 1875, t. I, p. 724 et *Med. Times and Gaz.*, 14 août, p. 196, 1875. — MATTEI E PELLIZZARI. *Lo sperimentale!* n° 9, 1859. — MERBACH. Fall von lienaler Leukämie. *Zeits. f. med. chir. und Geburtsh.*, 1864. — MICHEL (de Strasbourg). Dilatation des vaisseaux lymphatiques. *Journ. de méd. et de chir.*, juillet 1853. — MONOD ET TERRILLON. Essai sur le lymphadénome du testicule. *Arch. de méd.*, juillet 1879, 7e sér., t. IV, p. 34 et 325. — MONNERET. Étude sur une maladie complexe de la rate. *Arch. gén. de méd.*, 1859. — A. MORISON. Obs. de lymphadénome avec hypertrophie du foie de la rate, des reins et des ganglions lymphatiques. *Edimb. med. Journ.*, n° 977, mai 1877. — Bl. MORISON. Case of lymphatic leucocythæmia. *The Glascow med. Journal*, fév. 1873. — MOSLER UND KORNER. Zur Blut und Harnanalyse bei Leukämie. *Virchow Arch.*, XXV, 1862, p. 142. — F. MOSLER. Klinische Studien über Leukämie. *Berl. klin. Wochen.*, 1864. — F. MOSLER. Zur Diagnose der lienalen Leukämie aus der Chemischen. *Virchows' Archiv*, 1866. — F. MOSLER. Beschaffenheit der Transsudate und Secrete. — F. MOSLER. Transfusion bei Leukämie. *Berl. klin. Woch.*, 1866. — F. MOSLER. Intermittens und Leukämie. *Berl. klin. Woch.*, 1867. — Ueber Transfusion, etc. Berlin, 1867. — MOSLER. Ueber Pharyngitis und Stomatitis Leukæmia. *Virch. Arch.*, t. XLII, p. 444, 1868. — Die Pathologie und Therapie der Leucæmia. Berlin, 1872 et *Rev. de Hayem*, t. I, p. 629, 1873. — MOSLER. Zur Ætiologie der Leukämie. *Arch. de Virch.*, t. LVI, p. 14, 1872. — MOSLER. Zur Symptomatologie der myelogen. Leukämie. *Virch. Arch.*, t. LVII, p. 532 et *Rev. de Hayem*, t. II, 1873, p. 165. — Klinische Symptome und Therapie der medullaren Leukæmie. In-8°, Berlin, 1877 et *Berlin klin. Woch.*, nos 49, 50, 51, 52, 1876. *Berl. klin. Woch.*, n° 221, 1878. — MOSLER. Ein Fall von primarer lymphatischer Leukämie. *Arch. de Virchow*, t. LXXV, 1879. — W. MOXON. Cancer (Lymphosarcome of the small intestine). *Trans. of the path. Soc. London*, p. 101, 1873. — MULDER. *Gaz. hebd.*, 1860, p. 171. — MULLER. Zur Kenntniss der Baues gesund und Krankhaft veränderter Lymphdrüsen. *Zeitsch. f. rat. Med.*, 3 R. Bd XX, S. 129, 1863. — MULLER. Ueber idiopatische Milz-Tumoren Pseudoleukämie Anämie u. Cachexia splenica. *Berl. klin. Woch.*, p. 434, 1867. — MULLER. Etude sur la leucémie médullaire. *Inaug. Diss.* Erlangen, 1877. — MURCHISON, *Trans. of the pathol. Soc.* Londres, 1869, vol. XX, p. 192 et *eod. loc.*, vol. XXI, 1870. — MURSICK. Case of leucemia occuring in connection with osteomyelitis folowing amputation of the thigh. *New-York med. Rec.*, 1868. — MUSHET. Case of hypertrophy of the spleen. *Med. Times and Gaz.*, 1867, p. 275.

N

NASSE. Untersuchungen zür Physiologie und Pathologie. 2e partie, p. 150, 1839. — NAUMANN. Handbuch der medicinischen. Klinik. T. VII, Berlin, 1835. — FAUMANN. Sur une nouvelle cause de la leucémie. *Deutsch. Arch. f. klin.*, 1878. *Anal.* in *Courrier méd.*, 1879, p. 102. — NEDOPIL. Die Laparo-Splenotomie. *Wiener mediz. Woch.*, n° 9, p. 221, 1878. — NEPVEU. Du lymphangiome simple et ganglionnaire. Contribution à l'étude des tumeurs du testicule. Août 1872, *Arch. gén. de méd.*, p. 215. *Mém. de chirurgie*, 1875. — NEUMANN, Krystalle in Blute Leukämischer. *Schultze's Arch.*, 1866. — NEUMANN. Ein Fall von Leukämie mit Erkrankung des Knochenmarks. *Virchow's und Hirsch's Jahr.*, 1869. — NEUMANN. Ein neuer Fall von Leukämie. *Arch. der Heilkunde*, 2e sér., 1872 et *Rev. de Hayem*, 1873, t. II, p. 121. *Arch. gén. de méd.*, 1872, p. 232. *Arch. der Heilkunde*, t. XI. p. 1. *Arch. gén. de méd.*. 1873, p. 221. — NEUMANN. Sur la leucémie myélogène. *Berl. klin. Woch.*, n° 6, p. 69; n° 7, p. 87; n° 9, p. 115; n° 10, p. 131, 11 et 18 fév., 4 et 11 nov. 1878. — NEUMANN. Nouveau cas de leucémie myélogène. *Berl. klin. Wochen.* n° 70, p. 281, 17 mai 1881. — NICAISE. Note sur la leucocythémie, l'adénie et les tumeurs lymphatiques. *Gaz. méd. de Paris*, 1866. — NIESZKOWSKI. Adénie, mort. Infarctus de la rate et hypertrophie du système ganglionnaire. *Gaz. des hôp.*, 1867. — NIVET. *Arch. gén. de méd.*, 3e série, t. I, p. 317 et 329, 1838.

O

OBET. *Th. Montpellier*, 1868. — J. OGLE. Plusieurs cas de leucocythémie. *Brit. med. Journ.*, 29 août 1874, p. 293. — P. OLLIVIER. De l'alcool comme cause de l'hypertrophie ganglionnaire généralisée et de la leucocythémie. *Soc. méd. des hôp.*, in *Union méd.*, nos 26, 27, 29, 1877. — OLLIVIER ET RANVIER. Observation pour servir à l'histoire de l'adénie. *Mém. de la Soc. de biol.*, 4e série, t. III, p. 253, 1866. — *Mém. Soc. de biol.*, 1867, 4e série, p. 99. *Gaz. méd. de Paris*, 1867, p. 364 et *Gaz. méd. de Paris*, 1868, n° 27, p. 392. — *Arch. de physiol.*, 2e année, 1869, p. 415. — OPPOLZER ET LIECHMANN. Kiwisch von Rotterau. Die Krankheiten der Vochnerinnen. Prague. Bd 1, S. 109, 1840. — OPPOLZER ET KLOB. *Wiener med. Zeitung*, 1858, n° 29 et 32. — P. OULMONT. Leucocythémie. *Bull. Soc. anat.*, p. 374, 1875.

P

G. PAGET. Observation de lymphadénome avec pigmentation de la peau. *The Lancet*, 22 fév. 1879. — PANAS. Sur le lymphadénome. *Soc. de chir.*, 14 oct. 1868. *Gaz. des hôp.*, n° 116, 1872. — PARKES. *Medic. Times and Gaz.*, 8 juin 1850, vol. XXI, p. 431. — PASSAQUAY. Tumeurs des amygdales. *Th. Paris*, 1873. — PASTURAUD. Tumeurs du médiastin, lymphadénomes, observation et réflexions. *Progrès méd.*, p. 184, 201, 1874. — PATERSON. Leucocythémie chez les femmes enceintes. *Edinb. med. Journ.*, 1870, t. CLXXX, 1873-1878 et *Arch. gén. de méd.*,

t. I, p. 232, 1872. — PAUFFARD. Leucémie, lymphadénome énorme du cou. Extirpation suivie de guérison, récidive, mort. *Bull. Soc. anat.*, déc. 1876. — PAULET, VERNEUIL, TRÉLAT. Lymphadénome malin. *Discussion à la Soc. de chir.*, 16 mai, 1877. — PAVY. Case of anemia lymphatica. *Th. Lancet*, p. 215, 1859. — PAYNE. *Trans. of the path. Soc. London*, 1869, t. XIX. — PERRIN. Hypertrophie généralisée de tout le système ganglionnaire. *Bull. Soc. anat.*, p. 247, 1861. — PERRIN. Rétinite leucémique. *Gaz. des hôpitaux*, 1870, p. 192. *Bull. Soc. chir.*, 1877. *Gaz. des hôpitaux*, 1874, p. 419. — PETTENKOFER ET VOIT. Des phénomènes de nutrition observés chez un malade atteint de leucémie. *Zeitsch. f. Biol.*, vol. III, p. 319, 1869, et *Arch. gén. de méd.*, 1872, p. 232, t. I. — PETER. Leucocythémie, leçon recueillie par E. Labbée. *Mouvement méd.*, n°s 28 et suiv., 1873. — PETERS. Leucœmiæ exemplum. Berolini, 1872. — PETIT. Trois observations de tumeurs lymphatiques. *Bull. Soc. de chir.*, t. V, p. 480, 1864. — PICOT. Hypertrophie ganglionnaire. *Gaz. des hôp.*, n° 50, 1870. — POINSOT. Contribution à l'histoire clinique des tumeurs du testicule. *Soc. de chir.*, t. IV, p. 156, 235, 1878. — POLAND. Cancer des amygdales. *British and foreing medico-chirurg. Rev.*, n° 980 et *Arch. gén. de méd.*, 1872, p. 238. — PONFICK. Weitere. Beitrage zur Lehre von der Leukæmie. *Revue des sc. méd.*, 1872, et *Arch. de Virch.*, t. LXVII, p. 367, 1876. — PONTOPPIDAN. Cas de lymphome malin. *Hospital Tidende*, III, 38 et suiv., 1877. — H. PORTER. Two cases of Hodgkin's disease of the glands, leucocythemia lymphadenosis. *Trans. of the pathol. Soc. London*, t. XXIX, p. 335, 1878. — POTAIN. Des lésions des ganglions lymphatiques viscéraux. *Th. agrég.*, 1860. — POTAIN. Hypertrophie ganglionnaire généralisée. *Bull. Soc. anat.*, p. 217, 1861. — POTAIN ET CHAILLOU. Obs. de leucocythémie ganglionnaire, hyperplasie du tissu lymphoïde. *Bull. Soc. anat.*, 1863, p. 506. — POTAIN. Art. LYMPHATIQUE (Pathologie) et LYMPHOME, in *Dict. encycl. des sc. méd.*, 2e sér., t. III, 1870, p. 474. — POTAIN. Leucocythémie splénique et ganglionnaire. *Gaz. des hôp.*, juin 1880. — Drs POWEL, CHARLEWOOD, TURNER, DICKINSON, GARLICK, MACNAMARA, MORISSON. Communications sur le lymphadénome. *British. med. Journ.*, 27 avril 1878. — PREZ-CRASSIER (de). De l'identité de l'adénie et de la leucocythémie ou leucémie. *Th. Paris*, 1868. — PRURY (de). Blutkörperchen zahlungen bei einen Fall von Leukämie. *Virchow's Arch.*, p. 289, t. VIII, 1855. — R. PUTIATA. Ueber sarcome der Lympdrüsen. *Arch. de Virchow*, t. LXIX, p. 245, 1877.

R

RANVIER. Note sur un cas de tumeurs lymphatiques des os. *Journ. anat. et phys.*, 4e année, p. 215, 221, 1867. — RANVIER. Lymphadénie cutanée. *Soc. anat.*, 1872, p. 477. — RANVIER ET MALASSEZ. Examen histologique des cas rapportés par M. Trélat. — *Gaz. des hôp.*, p. 460, 1872. — RECKLINGHAUSEN. Fall von Leukämie. *Arch. f. path. Anat.*, t. XXX, p. 370, 1864. — REDARD-CHAMBARD. Lymphadénome péri-oculaire. Examen histologique. *Bull. Soc. anat.*, juillet, p. 381, 1878. — REICHARDT. État du sang et de l'urine dans la leucémie. *Zeit. f. med. u. natur.*, V, 389, 392, 1870, et *Arch. gén. de méd.*, t. I, p. 232, 1872. — REICHEL. Angebornes Lymphangiome cavernosum cysticum. *Virch. Arch.*, Bd XLIX, p. 497, 1869. — REINCKE. Fall von Leukämie. *Virch. Arch.*, t. LI, p. 399,

1870. — RENAUT. Lymphadénome du testicule. *Bull. Soc. anat. de Paris*, 1875. — RENDU. Des tumeurs malignes du médiastin, d'après les travaux récents. *Arch. gén. de méd.*, 1876, p. 445, 715. — REYNAUD. *Journ. hebdom. de méd.*, juillet 1829, t. IV, p. 152. — REYNOLDS. A case of leucocythemia with enlarged spleen. *The Lancet*, 1870. — RICHERAND. Nosographie et thérapeutique chirurgicale, 5ᵉ édition, 1821, t. IV, p. 395. — RINDFLEISCH. Traité d'histologie pathologique, traduct. par Gross. Paris, 1873. — ROBIN. *Arch. gén. de méd.*, 1860, p. 208. — ROKITANSKI. *Zeits. d. Wien. Ærzte*, 1845. Bd 2, p. 488. — ROKITANSKI. Lehrb. der path. Anat. 3 *Aufl. Wien.*, 1859. — ROSSET. Essai sur l'adénie. *Th. de Paris*, 1867. — ROTH. Ein Fall von leukæmia. *Arch. de Virch.*, t. XLIX, p. 441. 1870. — RUSSEL. Un cas d'hypertrophie de tout le système lymphatique avec mégalosplénie. *Birmingham gen. hosp.*, *in British med. Journ.*, p. 715, 9 juin 1878. — RUTHERFORD. Deux cas de leucémie. *The Lancet*, 12 juillet 1879.

S

SALDIVAR. Leucocythémie. *Th. Paris*, 1870. — SALKOWSKI. Beitrage zur Kenntniss der Leukämie. *Virchow's Arch.*, t. L, p. 174, 1870. — SALKOWSKI. Weitere Beitrage zur, etc. *Eod. loc.*, t. LII, p. 58, 1871, et *Arch. gén. de méd.*, t. I, p. 232, 1872. — SALKOWSKI. Chemische Untersuchung von Leber und Milz in einen Fall von lienaler Leukämie. *Arch. de Virchow*, t. LXXXI, p. 164, 1880. — SANDIFORT. Observ. anat. path., liv. II, t. VIII, p. 5. Leyde, 1777, 1781. — J. SARRAZIN. Polyadénie. Tumeur du médiastin antérieur. *Rec. de mém. de méd. et de chir. mil.*, n° 192, 1879. — SARTER. De leucæmia. *Diss. inaug. Berol.*, 1861. p. 17. — SEITZ. Beitrage zur Casuistik der Addisonschen Krankheit und der Leukämie. *Deutsch. Klin.*, 1866. — SEVESTRE. Lymphadénomes multiples. *Bull. Soc. anat.*, 5ᵉ sér., t. XVII, p. 529, 1872. — SCHEPALERN. Cas de leucémie et de pseudo-leucémie. *Hospital Tidende*, XVI, 31, 1874. — H. SCHMIDT. Recherches sur la rate. *Th. de Paris*, an X. — FRITZ SCHMUZIGER (d'Aarau). Leucémie. *Th. inaug.* Zurich, 1876. — FRITZ SCHMUZIGER (d'Aarau). Contribution à l'étude de la leucémie. *Arch. der Heilkund.*, IV, 1877. — SCHNEPF. Leucocythémie. *Gaz. méd.*, 1856, p. 199, 221, 235, 299, 313, 327. — SCHREIBER. De Leukæmia. *Th. inaug.*, Kœnigsberg, 1854. — SCHULZ. *Arch. der Heilkund.*, p. 193, t. XV, 1874. — SCHUTZENBERGER. *Gaz. méd.* Strasbourg, 1867. — SCHWARZ. De Leukæmia. *Berolini, th. inaug.*, 1863. — G. SIMON. Die extirpation der Milz. Giessen, 1855 et 1857. — J. SIMON. De la leucocythémie. *Th. Paris*, 1861. — SIZER. Cas recueilli dans le service du Dʳ Séguin à Presbyterian hospitals de New-York, in *Bull. gén. de thér.*, 1874. — SLAWJANSKI. Ueber die Leukämie. *Med. Weistnik*, 1867. — S. SMITH. Leucocythémie coïncidant avec un lymphosarcome. *British med. Journ.*, 1875. — SOCIÉTÉ MÉDIC. DES HOP. *Union méd. de* 1855, séance du 14 novembre. — SÆMICH. Rétinite leucémique. *Mon. Bd f. Augenheilk.* VII, n° 305, oct. 1869, et *Arch. gén. de méd.*, t. I, p. 232, 1872. — R. SOUTHEY. On adenoïd diseases. *Saint-Barthol. hosp. Rep.*, vol. 9, p. 46, 1873. — SPILLMANN. Revue critique. Leucocythémie. *Arch. gén. de méd.*, août 1857. *Eod. loco*, t. I, p. 232, 1872. — SQUIRE AND PAYNE. Lymphadénome. *Trans. of pathol. Soc.* 1872. — STENIBERG. Ueber Leukæmie. Berlin, 1868. — STILLING. Ueber diffuse leukæmische Infiltration der

Nieren. *Arch. de Virch.*, t. LXXX, 1880. — B. Stranz. Du lymphome malin, *Inaug. Diss.* Breslau, 1878.

T

Talavera. Recherches histologiques sur quelques tumeurs du testicule, lymphadénomes, myomes, etc. *Th. Paris*, 1879. — Tanturi. Linfadenomi sifilitici all' istmo delle fanci. *Rivista di med., di chir. et di ter. di Milano*, 15 et 20 avril 1873, fasc. 7 et 8. — Tanturi. Deux cas de leucémie lymphatico-splénique. *Il Morgagni*, juin 1878. — W. Tay. Lymphadénoma of the ileum sternum one rilt, the pleuræ, lungs und heart. *Trans. of the pathol. Soc. London*, p. 201, vol. 23, 1872. — Taylor. Leucocythemia with hypertrophie of the spleen and lymphatic glander and lymphadenoma of the pleure mediastinum liver kyndney and epididymis. *Trans. of the pathol. Soc. London*, p. 246, 1874. — Teissier. Lymphadénome généralisé, ayant simulé une ataxie locomotrice. *Lyon méd.*, p. 599, 27 avril 1879. — Terrillon. Tumeurs ganglionnaires multiples, sans altération appréciable de la santé. *Bull. Soc. anat. de Paris*, 1873, p. 583. — Teschemacher. Cas de pseudo-leucémie ; lymphome malin. *Deuts. med. Woch.*, 23 et 30 déc. 1876. — Thaon. Lymphadénome de l'estomac et de l'intestin chez un tuberculeux. *Soc. anat.* Paris, 1872, p. 406. — L. Thomas. Lymphadénome du testicule. *Tribune médicale*, n° 446, p. 105, 1877. — Thurn. Zur Kenntniss der Leukämie und Pseudoleukämie. *Berl. klin. Woch.*, 1870. — Trélat. Tumeur lymphatique. *Obs. Bull. de la Soc. de chir.*, t. V, p. 306 et 433, 1864. — Trélat. Lymphosarcome. *Soc. de chir.*, 8 mai 1872. *Gaz. des hôpitaux*, p. 453 et 460, 1872. *Comptes rendus du congrès de Bordeaux*, p. 865, 1872. *Discussion de la Société de chir.*, séances des 7 et 14 août 1872, in *Gaz. des hôp.*, p. 924, 941. — Trélat. Lymphadénome de la base du crâne. *Gaz. des hôp.*, 5 juin 1883. — Troisier. Recherches sur les lymphangites pulmonaires. *Th. Paris*, 1874. — Trousseau. De l'adénie in *Clinique médicale*, t. III, 2e édit., p. 567, 1865. — Tuckwell. Lymphadénome. *Trans. of path. Soc. London*, V, 21, 1870. — Turner. Base of multiple lymphoïde, tumours within the abdominal cavity. *Saint-Barthol. hosp. Rep.*, t. II, p. 117, 1870. — Turner et Sutton. Drawings of organs with microscopical section cases of Hodgkin's disease and allied conditions. *Trans. of the pathol. Soc. London*, t. XXIX, p. 342, 1878.

U

Uhle. Ein Fall von lienaler Leukämie. *Arch. de Virch.*, t. V, p. 376, 1853. — Ullé. Lymphadénome du duodénum. *Bull. de la Soc. anat.*, 2e sér., t. XV, 1870.

V

Vaillard. Du sarcome primitif des ganglions lymphatiques. *Revue de méd.* p. 829, 1880. — Vaillard. Sarcome généralisé des ganglions lymphatiques. *Bull. Soc. anat. de Bordeaux*, t. II, 1881. — Variot. Rôle pathogénique des lésions viscérales et ganglionnaires dans la leucémie. *Th. Paris*, 1882. — Velpeau. *Rev. méd.*, 1827, t. II, p. 218, et t. III, p. 77, obs. IV. — Velpeau. Mém. sur les maladies du système lymphatique. *Arch. gén. de méd.*, juin 1835, p. 129 et 308. — Velpeau. Clinique chirurgicale, t. III, 1841. — Verneuil. Tumeur ganglionnaire récidivée. *Gaz. hebdom.*, 1854. — Verneuil. *Obs. Bull. Soc. de chirurgie*, t. V, p. 289, 318, 18 mai 1864. — Verneuil. De l'adénopathie sous-trapézienne. *Gaz. hebd.*, n°s 51 et 52, 1882. Voy. *Soc. de chir.*, 1872 et 1877. — Vidal. De la leucocythémie splénique. *Gaz hebd.*, 1856, 15 fév., p. 99, 166, 201, 235, 251. — Vidal. Leucocythémie splénique. *Bull. Soc. anat.*, 1857, p. 335. — Virchow. Weisses Blut. *Froriep's neue notizen aus dem Gebiete der Natur und Heilkunde*, 1846, IV, 780, XXXVI, 10, p. 151, 156. *Med. Vereins Zeitung*, n°s 34 et 36, 1846, et n°s 3 et 4, 1847. — Virchow. Leukämie. *Schmidt's Jahrbücher*, Bd LVII, p. 182, 1847. *Arch. für pathol. Anat.*, t. I, p. 563, 1847. — Virchow. Zur pathologischen Physiologie des Bluts. *Arch. für Path.*, t. II, 1849, p. 587. — Virchow. Ueber Blutkörperchen haltige Zellen. *Virchow's Arch.*, t. IV, p. 515, 1852. — Virchow. Die Redeutung der Milz. *Virchow's Arch.*, t. V, p. 43, 1853. — Virchow. Zur Geschichte der Leukämie. *Arch. de Virchow*, t. VII, p. 174 et 365, 1854. — Virchow. Die farblosen Blutkörperchen. *Gesammelte ab Handlungen zur Wissenschaft Medicin Frank.* Hft 185, I, p. 149, et *Arch. gén. de méd.*, t. VII, p. 129, 1856. — Virchow. Pathologie des tumeurs, t. II, p. 205 et 369, t. III, p. 62, p. 173, traduction française de Arhonnson, de 1867, 1871. — Viscaro. Tumeurs ganglionnaires du cou. *Thèse Paris*, 1852. — Vogel. Pathologie des Bluts. *Canstatt und Eisenemann Jahresb. für* 1846, p. 23. *Eod. loc.*, 1849, p. 11. — Vogel. Cas de leucémie. *Arch. de Virchow*, t. III, p. 570, 1851. *Handbuch d. spec. Path. et Therap.*, VI, p. 394, 1854. — Voillemier. Kystes du cou. Paris, 1852. — Dr Wafvinge (de Stockholm). Traitement de la pseudo-leucémie. *Nord. med. Archiv.*, Bd 15, Hft 1 et *Bull. gén. de thérap.*, 1883, p. 512. — E. Wagner. Beitrage zur pathologischen Anatomie der Leber. *Arch. der Heilk.*, I, 322, 1860. — E. Wagner. Der Körnchenbildungen der Leber. *Eod. loc.*, t. II, p. 103, 1861. — E. Wagner. Der Krebs der Lymphgefasse der Pleuræ und der Lungen. *Eod. loc.*, t. IV, p. 538, 1863. — Wagner. Die heterologie geschwultzförmige Neubildung von edanoider der cytogenes Substanz und deren verhältniss zum Krebs und zur lymphatischer Neubildung. *Arch. d. Heilkund.*, t. VI, p. 44, 1865. — Wagner. Das tuberkelahnliche Lymphadenom. *Arch. der Heilk.*, t. XII, 1871. — Waldeyer. Lien Leukämie, *Virchow's Arch.*, XXXV, p. 214, 1866. — Waldeyer. Diffuse hyperplasie des knochenmarker Leukämie. *Eod. loc.*, t. LII, p. 305, 1871. — Waldstein. Ein Fall, von progressives Anämie und darauffolgenden Leukocythämie mit knochenmarker Krankung und einem sogenannten Chlorom (Chlorolymphom). *Virchow's Arch.*, 1883, t. XCI. — Wallace. Case of leucocythemia with observation. *The Glascow med. Journ.*, vol. III, avril 1855, n° 9, p. 1. — S. Warren. *Gaz. méd.*, 1833. — V. Wecher et Jæger. Traité des maladiés du fond de l'œil. Paris, p. 124, 1870. — Weichselbaum. Lymphome der Nilz. *Arch. de Virchow*, t. LXXXV, p. 565, 1881. — Weidenbaum. De leucemia. *Diss. inaug.* Dorpat, 1857. — Weinlechner. *Union méd.*, 1864, p. 868. — Edw. Wells. Cas très rapide de leucocythémie probable chez un enfant de deux ans. *Brit. med. Journ.* 5 sept. 1874, p. 305. — Whipham. Lymphadénome of kyndney, Splenic leukæmia with carcinoma. *Trans. of the path. Soc. London*, 1872, p. 166. *Trans. of the path. Soc. London*, 1878, t. XXIX, p. 313. — A. WIEGANDT. Recherches sur le lymphome malin. *Petersb. med. Woch.*, n° 9, 1878. — S. WILKS. Cases of peculiar enlargement of the lymphatic glands, frequently associated with diseases of the spleen. *Guy's hosp. Rep.*, 3e sér., t. II, p. 114, 1856. — S. WILKS. Anemia lymphatica with specimen of enlarged lymphatic glands and portion of viscera containing a peculiar deposit. *The Lancet*, 1862. — S. WILKS. Cases of enlargement of the lymphatic glands and spleen with remarks on the operation for its removal. *Guy's hosp. Rep.*, p. 37, 1865. — S. WILKS. Lymphadenoma and Leucæmia. *Transact. of the Path. Soc. London*, t. XXIX, 1878, p. 269. — WILLSHIRE. Anemia lymphatica. *Lancet*, 1861, t. II, p. 8. — WINIWARTER. Ueber das maligne Lymphom. *Arch. für klin. Chir.*, t. XVIII, 1er fasc., p. 98, 1875, et *Rev. de Hayem*, t. VI, p. 269, 1875, et *Arch. gén. de méd.*, p. 102, 1877. — WOOD. On a case of splenic and lymphatic hypertrophy, with hout leucocythemia. *Philadelph. med. Tim.*, 1870, 6 déc. et *Americ. Journ. of med. sc.* New ser. CXXIV, p. 375, 1871. — WUNDERLICH. Progressive multiple Lymphdrüsen Hypertrophie. *Arch. der Heilk.*, t. XVII, 1858. — WUNDERLICH. Pseudoleukæmie, Hodgkin's Krankheit, oder multiple Lymphadenom ohne Leukæmie. *Arch. der Heilkund*, p. 531, 1866.

Z

ZAHN (de Chicago). Sarcome alvéolaire épithélioïde des ganglions lymphatiques. *Arch. der Heilk.*, 1874, p. 143, t. XV. — ZUMPE. Un cas de leucémie à marche aiguë. *Arch. gén. de méd.*, p. 739, 1879.

CORBEIL. — TYP. ET STÉR. CRÉTÉ.

www.ingramcontent.com/pod-product-compliance
Ingram Content Group UK Ltd.
Pitfield, Milton Keynes, MK11 3LW, UK
UKHW021117220726
13924UKWH00004B/1773

9 782329 119083